Schönheit durch Kräuter und Essenzen

Pia Hess Heer   Rosmarie Krauchthaler

SCHÖNHEIT
DURCH KRÄUTER UND ESSENZEN

Selbstgemachte Kosmetik
für Haut und Haar

AT Verlag

Inhaltsverzeichnis

© 1994
AT Verlag Aarau/Schweiz
Fotografie: Beat Heer
Satz, Lithos und Druck: Grafische Betriebe
Aargauer Tagblatt AG, Aarau
Bindearbeiten: Buchbinderei Burkhardt,
Mönchaltdorf
Printed in Switzerland

ISBN 3-85502-498-7

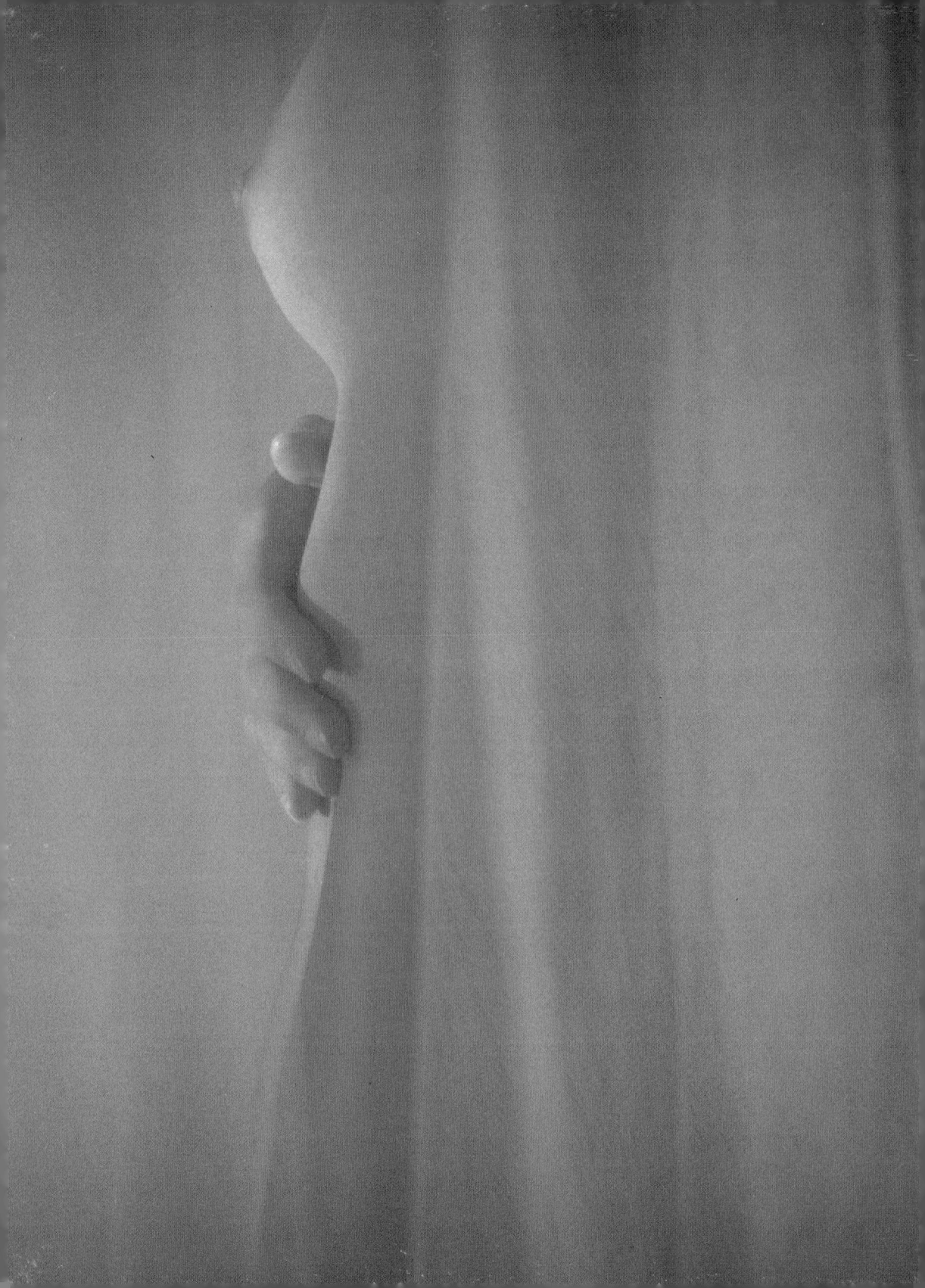

Unsere Haut –
eine geschmeidig-weiche Hülle

Als schützendes Organ zieht sich die Haut über unseren ganzen Körper. Geschmeidig und weich ist sie die Abgrenzung und Verbindung zu unserer Mitwelt. Sie ist unser grösstes und jüngstes Organ. Bei einer durchschnittlichen Körpergrösse und Normalgewicht misst sie etwa 1,7 Quadratmeter, eine beträchtliche Fläche, die zudem die Eigenschaft hat, sich rasch zu erneuern. Etwa ein Drittel des Blutes fliesst durch die Haut und die hautnahen Gewebe. Das Nervensystem verbindet sie mit allen inneren Organen. Unentbehrlich ist sie für uns als Schutz gegen Kälte, Hitze und Flüssigkeitsverlust. Mit etwa zwei Prozent beteiligt sie sich auch an der Atmung, ein kleiner, aber lebenswichtiger Anteil. Sind Darm und Nieren überlastet oder in ihren Funktionen träge, hilft sie Schlacken aus dem Stoffwechsel auszuscheiden, eine für die Gesundheit wichtige Aufgabe, die sich aber für die Schönheit in Form von verstopften Poren, Pickeln und schlechter Farbe eher als Makel erweist. Die Hornhaut mit ihrem Fett- und Säureschutzmantel (pH-Wert 4–6) verhindert das Eindringen von Mikroorganismen (Bakterien, Pilze, Viren) und gesundheitsschädigenden Substanzen.

Der Aufbau der Haut und ihre Funktionen

Im Aufbau der Haut unterscheiden wir von innen nach aussen drei übereinanderliegende Schichten:

- das Unterhautzellgewebe
- die Lederhaut
- die Oberhaut.

Das *Unterhautzellgewebe* verbindet die Haut mit den darunterliegenden Organen. Es besteht aus lockerem Bindegewebe und Fettzellen. Wir können hier bis zu zwanzig Kilo und mehr überschüssiges Fett einlagern. Essgewohnheiten, Alter, Geschlecht, Erbanlagen, körperliche Betätigung und die Funktion der innersekretorischen Drüsen steuern und bestimmen diesen Vorgang.

Der Übergang in die darüberliegende *Lederhaut* verläuft ohne deutliche Abgrenzung. In beide Schichten sind die Blut- und Lymphgefässe, feine Nervenfasern sowie die Schweissdrüsen mit ihren senkrecht nach aussen führenden Kanälchen eingebettet. Auch die farbstofftragenden Zellen, die unserer Haut den individuellen und typischen Farbton geben, sind hier

neben elastischen Fasern und eng vernetzten Bindegewebsbündeln eingelagert. In der untersten Schicht der Lederhaut beginnt in einer zwiebelför-
migen Verdickung der Haarschaft und verläuft schräg nach aussen. In
diesen Schaft münden auch die Talgdrüsen, welche ihre Fettabsonderung
an den Haarausgang abgeben. Gesamthaft beteiligen sich etwa 300 000
Talgdrüsen an der Absonderung von ca. zwei Gramm Talg pro Tag. Sind die
Ausgangskanälchen der Talgdrüsen verstopft, so entstehen Entzündungen,
und es bilden sich Pusteln, Pickel und Mitesser (Komedone). Eine grosse
Zahl feinster Nervenfasern durchlaufen die Lederhaut und haben ihre
hochempfindlichen Enden in der Oberhaut.

*Die Oberhaut ist für uns die interessanteste Schicht, hier können und
wollen wir mit der Kosmetik Einfluss nehmen.* Sie stellt den abschliessen-
den Teil der Haut dar. Dabei übernimmt sie wichtige Schutzfunktionen für
unseren Körper und ermöglicht unserem Organismus den Kontakt zur
Mitwelt.

Die vielfältigen Aufgaben der Oberhautschicht werden durch mehrere
Lagen von Zellen mit spezifischen Funktionen erfüllt. Von hier aus erneu-
ert sich unsere Haut ständig. Die neugebildeten Zellen werden nach aussen getrieben und brauchen etwa 28 Tage, bis sie endgültig abgestossen
werden.

Die Oberhaut enthält keine Blutgefässe. Sie ist etwa 0,03 bis 4 mm dick, an
einigen Stellen, zum Beispiel an den Fusssohlen und Handinnenflächen,
noch dicker. Man unterscheidet die innere *Keimzone,* bestehend aus Basal-
membran, Basalzellen und Stachelzellen, und *die Verhornungszone,* bestehend aus einer Körnerschicht mit stark lichtbrechenden Körnern, einer
Barriereschicht (Reinsche Membran) und einer Hornschicht mit Hornzellen, Fett- und Feuchtigkeitsfilm.

In der *Keimzone,* wo der Stoffwechsel sehr rege ist, werden laufend neue
Zellen gebildet und nach aussen getrieben. Da die Oberhaut selber keine
Blutgefässe enthält, wird sie mit allem, was sie braucht, von der Lederhaut
her versorgt. Die beiden Hautschichten (Ober- und Lederhaut) sind wel-
lenlinienförmig miteinander verzahnt. Mit dem normalen Alterungsprozess
flachen sich diese Wellenlinien ab, und die Haut verliert einen Teil ihrer
Elastizität. Auch die Berührungsfläche mit der Oberhaut wird dadurch
kleiner, was eine Verschlechterung der Versorgung aus den Blutgefässen
der Lederhaut mit sich bringt.

Die *Verhornungszone* beginnt mit der Körnerschicht, die aus weicher
Hornsubstanz besteht. Die Zellkerne sind hier bereits zerfallen, und die
Zellen enthalten stark lichtbrechende Körner.

Die *Barriereschicht oder Reinsche Membran* liegt zwischen der Hornschicht und den noch lebenden Zellen der Oberhaut. Sie besteht hauptsächlich aus Fermenten für die vielfältigen Stoffwechselvorgänge der
Oberhaut. Zudem entscheidet sie wesentlich, ob Substanzen, also auch

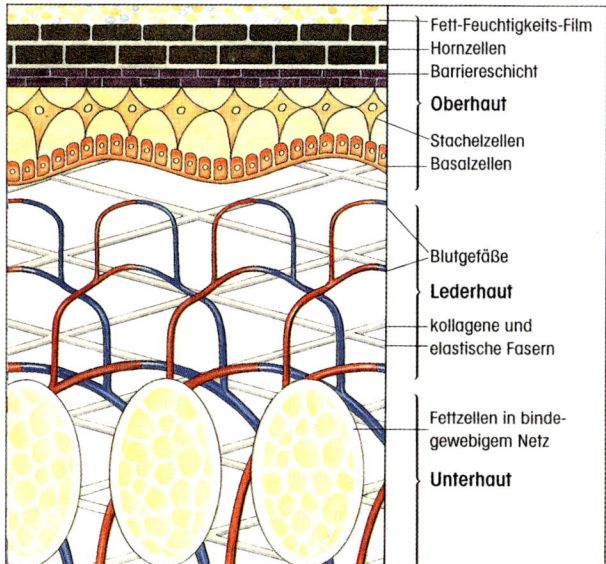

Fett-Feuchtigkeits-Film
Hornzellen
Barriereschicht
Oberhaut

Stachelzellen
Basalzellen

Blutgefäße
Lederhaut

kollagene und
elastische Fasern

Fettzellen in binde-
gewebigem Netz
Unterhaut

Aufbau der Haut (schematische Gesamtübersicht)

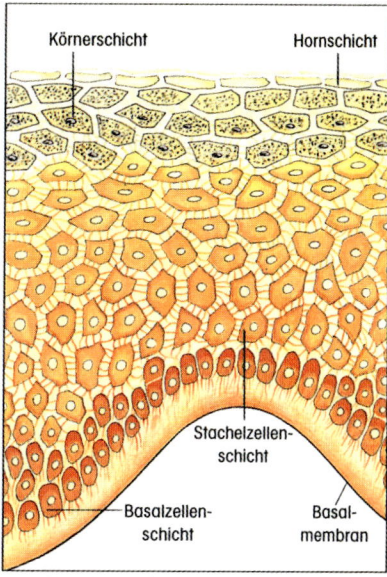

Körnerschicht   Hornschicht

Stachelzellen-
schicht

Basalzellen-   Basal-
schicht   membran

Die Oberhaut: Sie grenzt den Organismus durch mehrere Schichten nach aussen hin ab und schützt ihn vor vielen
Umwelteinflüssen.

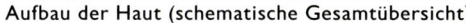

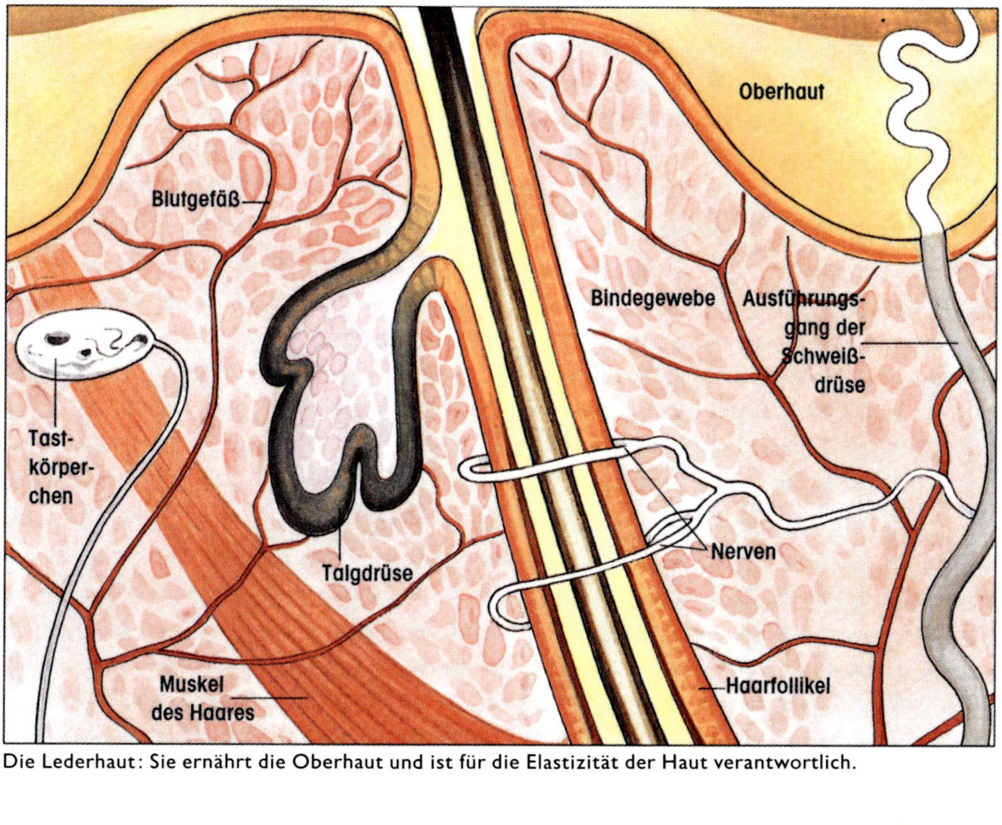

Oberhaut

Blutgefäß

Bindegewebe   **Ausführungs-
gang der
Schweiß-
drüse**

Tast-
körper-
chen

Nerven

Talgdrüse

Muskel
des Haares

Haarfollikel

Die Lederhaut: Sie ernährt die Oberhaut und ist für die Elastizität der Haut verantwortlich.

kosmetische Produkte, von der Haut aufgenommen werden oder nicht. Sie hat die Fähigkeit, zusammen mit dem natürlichen Hautfett- und Feuchtigkeitsfilm einer übermässigen Wasserverdunstung entgegenzuwirken. Wenn durch häufiges Waschen, besonders mit den sogenannt pH-neutralen Flüssigseifen, zuviel Fettbestandteile aus der Haut herausgelöst werden, kann die Reinsche Membran der Wasserverdunstung nicht mehr genügend entgegenwirken, und die Haut wird trocken und spröde. Ist die hauteigene Talgproduktion von Natur aus noch gering, so kann dies zu Spannen, Jucken und Brennen der Haut oder gar zu Allergien führen.

Die *Hornschicht* überzieht die Hautoberfläche mit einer Schutzhülle aus dachziegelartig übereinandergeschichteten, verhornten (toten), an der Hautoberfläche abschilfernden Zellen. Diese werden durch eine wachsartige Substanz, die sogenannte Kittsubstanz, zusammengehalten. Darin finden wir wasserlösliche Stoffe, die die Fähigkeit haben, Feuchtigkeit zu binden, und Fettanteile aus den Talgdrüsen, welche der Hornhaut ihre Elastizität geben. Die Hornschicht mit ihrem Fett- und Feuchtigkeitsfilm ist für die relative Undurchlässigkeit der Haut verantwortlich und hält dadurch das innere Milieu des Organismus aufrecht. Die Oberhaut ist auch mitverantwortlich für unseren Strahlen- und Sonnenschutz. Sie hat die Fähigkeit, bei vermehrter Sonnenbestrahlung eine Lichtschwiele zu bilden, das heisst, sich zu verdicken. All diese Schutzfunktionen können durch einen leichten Fettfilm mit Frischkosmetikprodukten unterstützt werden.

Die Haut als Sinnesorgan

Als Verbindung und Abgrenzung zur Mitwelt hat die Haut eine wichtige Vermittler- und Schutzfunktion. Sie ist mit einem dichten Netz von Nervenendungen durchzogen, die zusammen mit den Tastkörperchen hochempfindsam reagieren und genaue Sinneswahrnehmungen ermöglichen. Wärme, Kälte, Druck, Muskelspannung, Wohlbefinden und Schmerz werden an das Gehirn weitergeleitet und dort verarbeitet. Durch den Tastsinn (taktil-kinästhetischen Sinn) nehmen wir unsere Lage (Position) im Raum wahr, erhalten wichtige Informationen für unsere Bewegungsabläufe und für problemlösendes Handeln im Alltag. Bereits das Neugeborene ist für Sinneseindrücke über die Haut empfänglich und reagiert schon bei vorsichtigen Berührungen mit Reflexbewegungen. Das Baby erfährt durch die Berührung, dass es existiert und geborgen ist. Durch die Haut hat es ausgedehnten Kontakt zu Menschen und Dingen und macht so die direkteste Art von Erfahrungen. Es erfährt durch das Betasten und Ergreifen der Dinge Wesentliches für sein Handeln und lernt Einfluss zu nehmen auf seine Umwelt. In der Pubertät verliert der Hautkontakt seine Unschuld, da Tabus und Normen auch heute noch das Hineinwachsen in ein Sinneserleben erschweren. In der Berührung gibt man seinen Empfindungen Ausdruck: Liebe, Zärtlichkeit, Wut, Trauer, Schmerz, Aggression, Hingabe, Vertrauen und so weiter. Berührt und gestreichelt werden oder sich (nackt) im Raum bewegen sind für uns Orientierungsmöglichkeiten, die Geborgenheit und Kraft vermitteln. Wir unterstützen damit Wohlbefinden von Körper und Seele und stärken unsere bewusste Wahrnehmung – und das ein Leben lang!

Hautbild und Hauttypen

Wir geben Ihnen eine Beschreibung der in den Produkten verarbeiteten Wirkstoffe, so dass Sie die Produkte Ihrem Hautbild entsprechend auswählen können. Im Gesicht weist die Haut verschiedene Eigenschaften und Merkmale auf; diese ergeben zusammen das Hautbild. Sprechen wir vom Hauttyp, so meinen wir meistens die hervorstechendsten Merkmale eines Hautbildes wie fett, trocken, unrein und so weiter. Bei den meisten Menschen treten verschiedene Eigenschaften gemischt auf (Mischhaut). Die mittlere Partie des Gesichts ist meist fettig und neigt zu Unreinheiten, während die Wangen eher trockene und empfindliche Haut haben.

- Normale Haut ist gut durchblutet, geschmeidig-weich und von angenehmer Farbe.
- Fette Haut glänzt stark und ist eher gräulich-blass.
- Unreine Haut hat verstopfte Poren, Pickel, Pusteln oder Mitesser.
- Trockene Haut fühlt sich eher rauh an und kann schuppig sein.
- Empfindliche Haut neigt zu Spannen, Jucken und Rötungen.

Betrachten Sie Ihr Gesicht als Ganzes und beurteilen Sie die verschiedenen Hautpartien. Wählen Sie Produkte und Massnahmen, die den Hauptmerkmalen (Hauttyp) und Eigenschaften Ihrer Haut entsprechen und auf Ihr Hautbild ordnend und ausgleichend wirken. Bei Mischhaut oder Unsicherheit der Zuordnung wählen Sie Produkte in kleinen Mengen und probieren Sie aus, was für Sie wohltuend und heilend ist. Unsere Haut hat die Fähigkeit, aus den angebotenen Produkten diejenigen Wirkstoffe auszuwählen, welche die normalen Hautfunktionen unterstützen und dadurch das Hautbild ausgleichen. Ihre Beobachtungen und Empfindungen zeigen Ihnen, was das Richtige ist. Bei Problemen ist es sinnvoll, sich von einer kompetenten Person beraten zu lassen.

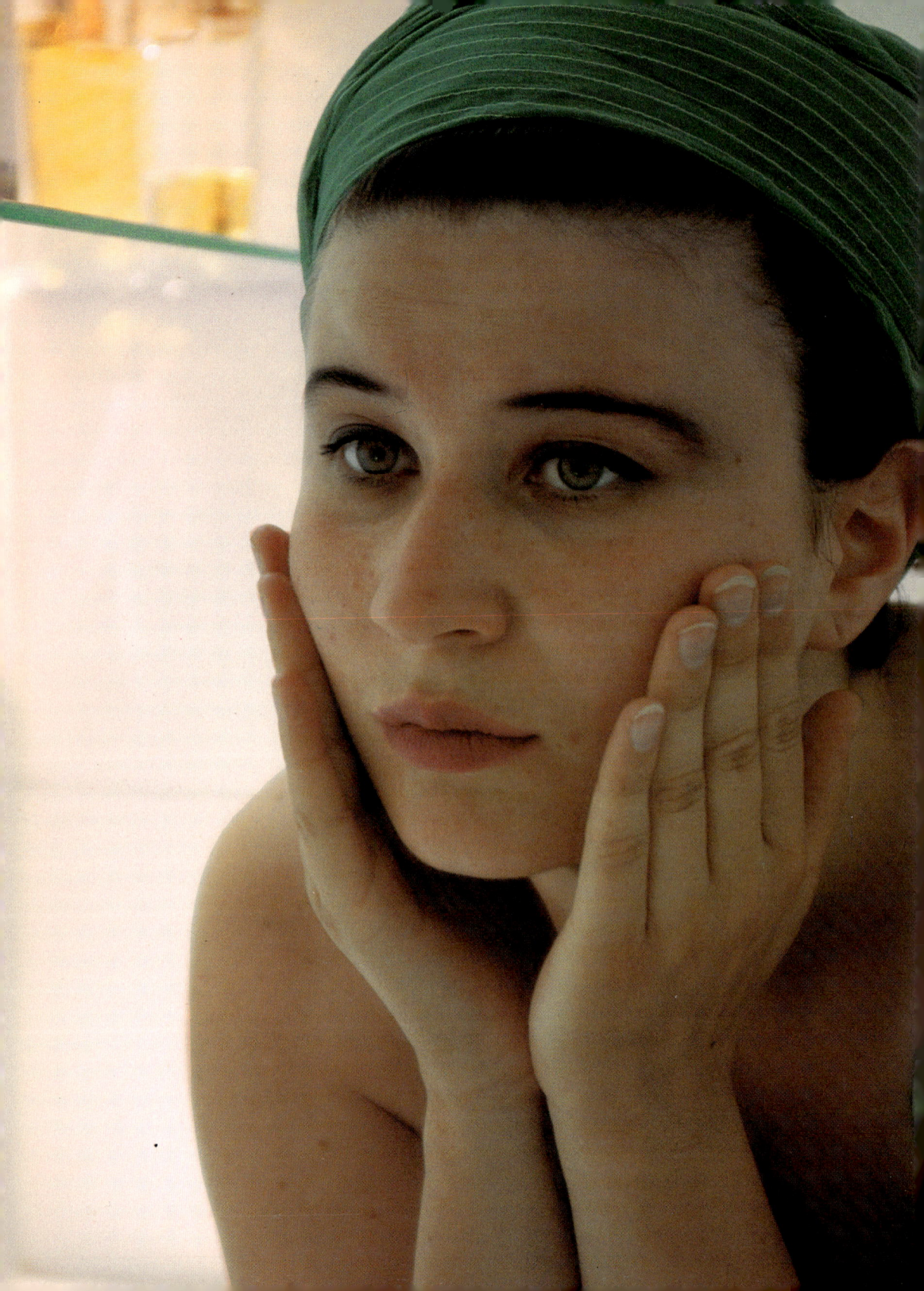

Grundsätzliches zur Pflege der Haut

Durch angepasste und gezielte Pflege wollen wir die natürlichen Funktionen der Haut erhalten und unterstützen.

- Die Durchblutung fördern und in Gang halten durch gründliche Reinigung, Wasseranwendung, Dampfbad, Packungen und Masken. Je nach Hauttyp ab und zu ein Peeling.

- Den Stoffwechsel der Haut durch innere und äussere Massnahmen erhalten und fördern: durch gesunde Ernährung, die den Gesamtstoffwechsel des Körpers fördert und somit Nieren, Darm und Leber zu gutem Funktionieren anregt; durch gezielte Gymnastik, genügend Bewegung im Freien, reichliches und regelmässiges Trinken, Sauna und Massage.

- Die Hautatmung soll ungestört sein. Hier bietet die Naturkosmetik wirkliche Vorteile. Wir wählen unsere Rohstoffe so aus, dass sie von der Haut aufgenommen werden können und die Poren, Haarbalgtrichter und Schweissdrüsen nicht verstopfen. So kann der Austausch der Luft ungehindert stattfinden. Viele Pflegeprodukte der industriellen Kosmetik werden auf Basis von Mineralölen (z. B. Vaseline) hergestellt, die von der Haut nicht aufgenommen werden können und die Poren verstopfen.

- Die Feuchtigkeitsregulierung muss intakt bleiben. Die Reinsche Membran und der Fett-Wasser-Film der Oberhaut sollen ihre Schutzfunktion ungehindert ausüben können und darin noch unterstützt werden. Wir wählen daher ein dem Hautfett möglichst nahestehendes Gemisch aus Fett, Öl oder Wachs zur Reinigung und Pflege. Von innen tragen wir durch genügendes und regelmässiges Trinken von Wasser und Kräutertee wesentlich zur Regulierung des Wasserhaushalts bei. Versuchen Sie etwa 1½ Liter pro Tag zu trinken; die positive Wirkung wird ihre anfängliche Mühe schon nach kurzer Zeit belohnen.

- Die Haut braucht einen Schutz vor äusseren Einflüssen durch gründliche Reinigung und durch das Auftragen von Öl, Salben und Cremen, die dem Hautfett möglichst ähnlich sind.

- Der Säureschutzmantel soll erhalten bleiben. Wir reinigen und pflegen mit hautfreundlichen Produkten, die den natürlichen Säure- und·Fettfilm erhalten und wo nötig wieder herstellen helfen.

Diese Anregungen mögen für Sie reichlich kompliziert tönen, sie sind aber in der praktischen Anwendung kurz und einfach. Es ist gut, etwas mehr zu wissen über die Haut und ihre Funktionen, um Beschreibungen von Wundermitteln, die Ihrer Haut zu vollkommener Schönheit verhelfen sollen, kritisch beurteilen zu können.

Beobachten Sie Ihr Hautbild und die Wirkung Ihrer täglichen Pflege. Überprüfen Sie Ihre Massnahmen und Produkte und passen Sie diese Ihren neuen Kenntnissen an.

Nachts wollen wir die Haut möglichst frei atmen lassen und sie dazu anhalten, die durch den Stoffwechsel entstandenen Schlacken auszuscheiden. Daher ist am Abend eine gründliche, dem Hautbild angepasste Reinigung wichtig. Schutz vor äusseren Einflüssen ist nachts nicht nötig, so dass wir keine Pflegecreme oder ähnliches auftragen. Dies gilt vor allem für trockene Haut. Diese soll dazu angeregt werden, den von ihr benötigten Talg selber zu produzieren, statt dass dieser Vorgang durch Fettzufuhr von aussen noch zusätzlich eingedämmt wird. Eine fette, zur Talgüberproduktion neigende Haut versehen wir abends mit einem leichten Fett- oder Ölfilm, um so die übermässige Talgproduktion mit der Zeit zu vermindern. Nach dem Prinzip der Homöopathie behandeln wir also Gleiches mit Gleichem.

Wenn dies für Sie eine Umstellung bedeutet, empfehlen wir Ihnen, schrittweise vorzugehen. Behandeln Sie Ihre Haut für einige Zeit vielleicht ein- bis zweimal pro Woche nach diesen Grundsätzen und beobachten Sie die Wirkung. Nehmen Sie nach und nach diese Massnahmen ganz in Ihre Pflege auf. Lassen Sie sich nicht zu schnell entmutigen und zum Abbrechen bewegen! Nach einiger Zeit werden Sie den günstigen Einfluss auf Ihre Haut und Ihr Wohlbefinden spüren. Vertrauen Sie den Selbstregulierungsmechanismen Ihres Körpers, und unterstützen Sie Ihre Hautfunktionen mit aktivierenden, ordnenden und ausgleichenden Massnahmen.

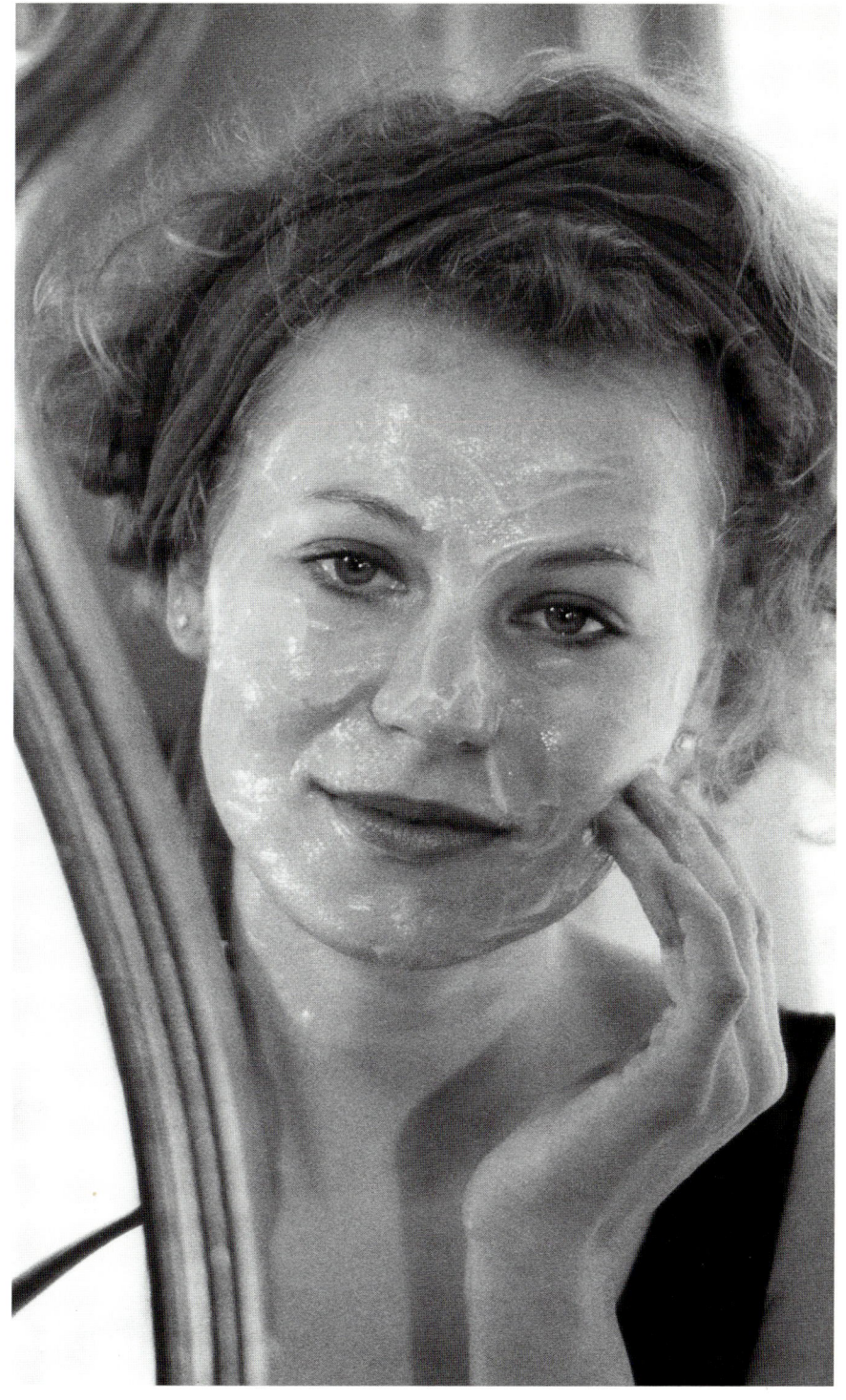

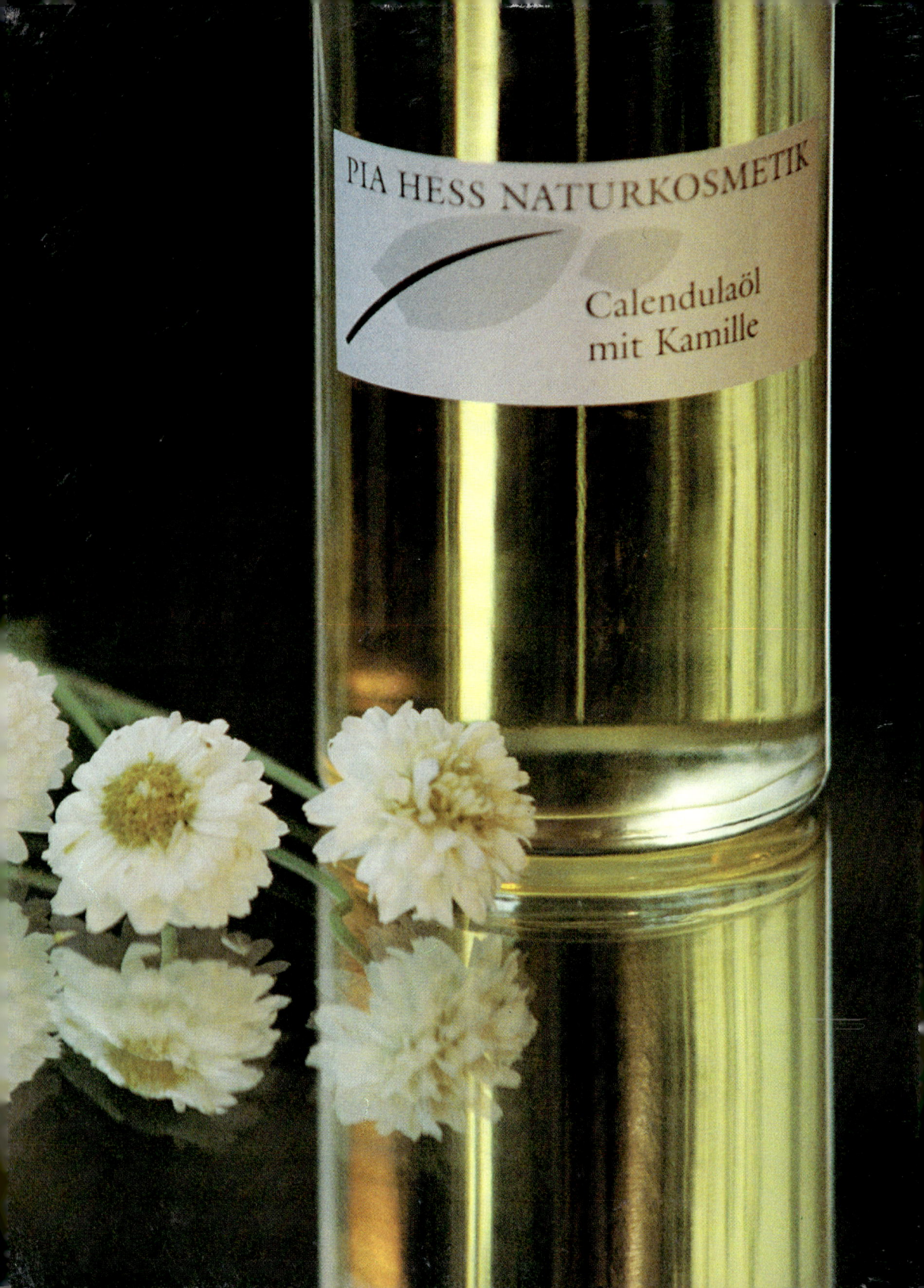

Kosmetik unter der Lupe

Die Bezeichnung «Naturkosmetik» ist bis heute weder klar definiert noch geschützt. Naturkosmetik könnte auch heissen: «natürliche Kosmetik» oder «sanfte Kosmetik».

Viele Firmen fügen ihren Produkten ein paar Tröpfchen raffiniertes Avocadoöl oder synthetische, nach Wald und Wiesen duftende Essenzen zu – und schon läuft die Werbung mit der Natur. Der Hauch einer Rose auf einer billigen Paraffin-Wasser-Mischung genügt jedoch noch nicht, um sie im Luxus-Topf als edle Rosencreme zu verkaufen. Die Deklaration der Inhaltsstoffe ist bis heute nicht verbindlich, und es gibt keine Richtlinien dafür, was in Naturkosmetika gemischt werden darf.

Kosmetische Produkte können in verschiedene Gruppen eingeteilt werden, die alle ihre Vor- und Nachteile haben.

- *Industriekosmetik* ist meist aus synthetischen Rohstoffen hergestellt. Ab und zu enthält sie Spuren von Pflanzenauszügen. Sie ist stark konserviert und keimfrei hygienisch. Sie muss eine Haltbarkeit von mindestens 3 Jahren haben.

- Einige Firmen stellen ihre Produkte aus sorgfältig gewählten Naturstoffen in geschlossenen, keimfreien Systemen her und füllen sie in Alutuben. Bei der Entnahme der Cremes kann keine Luft und somit auch kaum Keime in die Creme gelangen. Nur etwas ist uns unbehaglich: der Alu-Abfallberg wächst. Und die Vorstellung, mit natürlicher Kosmetik dazu beizutragen, ist nicht gerade logisch.

- Die *«sanfte» Kosmetik* macht Kompromisse mit der Wahl der Rohstoffe und der Konservierung. Solche Produkte werden durchaus mit synthetischen Emulgatoren, Tensiden oder Konservierungsstoffen hergestellt. Diese Produkte sind aber meist sehr mild, hautfreundlich und biologisch abbaubar. Die Haltbarkeit beschränkt sich aufgrund der sanfteren, sparsam eingesetzten Konservierungsmittel auf ein halbes bis ein Jahr.

- Die *Frischkosmetik* ist die Kosmetik, die wir in diesem Buch vorstellen. Sie ist einfach in der Herstellung. Zum Teil ist sie für den Sofortgebrauch bestimmt. Viele Produkte sind mit Rohstoffen hergestellt, die lange haltbar sind (Öle, Salben).

Eine Naturkosmetik, die diesen Namen verdient, sollte bestimmte Bedingungen erfüllen:

- Sie sollte nur aus natürlichen Rohstoffen hergestellt sein und darf nicht zur Ausrottung von Tieren und Pflanzen führen.
  Wo die Natur bedroht ist, soll nach sanften Alternativen gesucht werden, zum Beispiel bei Walrat, bei gewissen ätherischen Ölen (Sandelholz, Kampfer) und geschützten Pflanzen (Arnika, Kornblumen).
- Sie darf keine synthetischen Duft- und Farbstoffe enthalten.
- Sie muss frei von chemischen Konservierungsstoffen sein.
- Sie muss problemlos abbaubar sein.
- Sie soll die Haut nicht mit Wirkstoffen belasten.
- Sie soll die Hautfunktionen unterstützen und die Haut vor schädlichen äusseren Einflüssen schützen.
- Sie sollte in wiederverwendbaren Dosen oder Behältern aus abbaubarem Kunststoff (z. B. Polyäthylen) angeboten werden.
- Für die Herstellung von Naturkosmetika sind keine Tierversuche nötig, da die meisten Rohstoffe altbekannt sind und ihre Wirkungen sich schon lange Zeit bewährt haben.
- Naturkosmetik ist auch eine Art Gesundheitsvorsorge. Sie bedeutet Entspannung – denken wir nur an ein warmes Bad oder eine belebende Maske auf dem Gesicht –, und sie macht Spass!

Das Gesundheitsbewusstsein vieler Menschen nimmt zu – nicht zuletzt, weil wir dazu gezwungen werden: die Zahl der Allergiker wächst; immer mehr Leute müssen sich mit Hautkrankheiten aller Art auseinandersetzen. Allergien, durch Umweltbedingungen, Stress und andere Faktoren bedingt, stellen heute ein grosses Problem dar. Der Vorteil der Naturkosmetik für Allergiker ist, genau zu wissen, welche Zutaten in den Produkten enthalten sind. Es kann sein, dass Sie auf ein ganz unverdächtiges Pflanzenöl, ein ätherisches Öl, Bienenwachs oder sonst eine Zutat allergisch reagieren. In diesem Fall sollten Sie die Zutaten nacheinander, an verschiedenen Tagen, pur auf der Innenseite des Unterarms auftragen und beobachten, ob eine allergische Reaktion auftritt.

Konservierung

Konservierungsmittel sind bakterien- und pilztötende Substanzen, die der Haltbarmachung von kosmetischen Produkten dienen. Grundsätzlich ist es möglich, Kosmetika für den Hausgebrauch ohne Konservierungsmittel herzustellen. Viele dieser Produkte sind für den Sofortgebrauch gedacht oder nur ein paar Tage haltbar. Andere sind aus unverderblichen Rohstoffen hergestellt und problemlos haltbar.

Die Industriekosmetik muss in den Geschäften mindestens drei Jahre haltbar sein, dies zum Teil unter extremen Bedingungen (grosse Temperaturschwankungen, Neonlicht usw.).

Die beliebten Feuchtigkeitscremes enthalten bis zu 90% Wasser. Natürlich ist Wasser in Verbindung mit den übrigen Zutaten nicht lange frisch und muss entsprechend konserviert werden. Die Eiweissstoffe Kollagen und Elastin, die sogenannten «Faltenkiller», und auch das natürliche Lecithin sind ohne Konservierung nicht lange haltbar.

Die das Bakterienwachstum hemmende Wirkung starker Konservierungsmittel beschränkt sich nicht auf die Keime im Cremetopf oder in der Flasche. Diese Wirkung setzt sich auch auf der Haut fort und beeinträchtigt das Gleichgewicht ihrer natürlichen Keimflora. Die Konservierungsstoffe können sogar in die Haut eindringen und sie aus dem Gleichgewicht bringen. Dies kann zu Überempfindlichkeitsreaktionen wie Ekzemen, Entzündungen, Hautunreinheiten und Juckreiz führen.

Formaldehyd, Isothiazolon (Kathon), Bronopol und Chlorhexidin gehören zu den starken Konservierungsstoffen. Konservierungsmittel wie Parabene (phb-Ester), Sorbinsäure und Benzylalkohol gelten als weniger gefährlich und besser verträglich.

Naturkosmetik wird häufig und zum Teil mit Recht wegen ihrer kurzen Haltbarkeit angegriffen. Dem lässt sich jedoch entgegenwirken:

- Rohstoffe wählen, die lange haltbar sind, zum Beispiel Bienenwachs, Pflanzenöle, ätherische Öle mit konservierender Wirkung, Blütenwässer wie Hamameliswasser.
- Keines oder nur wenig Wasser verwenden. Auf jeden Fall immer destilliertes Wasser oder weiches Mineralwasser nehmen (kein Hahnenwasser). Am besten kochen Sie das destillierte Wasser nach dem Kauf ab und füllen es in eine Glasflasche.
- Wichtig ist peinliche Sauberkeit bei der Herstellung (siehe Seite 21).
- Als milde natürliche Konservierungsmittel wirken ätherische Öle (vor allem Lavendel und Thymian) oder Kräuterextrakte.
- Füllen Sie Ihre Cremes nur in kleine Töpfe (10–30 ml).
- Einmal angefangene Cremetöpfe zügig aufbrauchen (innerhalb von ca. 1 Monat).
- Eine Alternative, um Frischkosmetik auf Vorrat herzustellen, bietet das Gefrieren.
- Viele Produkte sind aufgrund ihrer Rezeptur nicht verderbnisgefährdet (z. B. Öle, Salben).

Beim Entnehmen von Creme mit dem Finger aus dem Topf gelangen Keime in die Creme. Ein kleiner Plastikspatel und sauber gewaschene Hände vermindern das Einschleppen von Keimen. Eine geringe Anzahl von Keimen ist nicht gesundheitsgefährdend – unser Körper kann gut mit ihnen zurechtkommen. Die Creme kann jedoch bei hoher Keimzahl oder besonders agressiven Keimen verderben.

Wir müssen also lernen, mit Naturkosmetik richtig umzugehen. Vielleicht ist es gar nicht so abwegig, Naturkosmetik mit Naturkost zu vergleichen.

Womit wir unsere Frischkosmetik herstellen

Für die Herstellung unserer Frischkosmetik brauchen wir keine Laborausrüstung. Das meiste Zubehör ist im normalen Haushalt bereits vorhanden. Wenn Sie sich entscheiden, regelmässig Ihre Kosmetikprodukte selbst herzustellen, ist die Besorgung von zwei bis drei feuerfesten Bechergläsern mit Skala (50, 100, 200 ml) empfehlenswert. Sie dienen zum Abmessen wässriger Flüssigkeiten und können zum Erwärmen der Fett- und Wasserphase direkt auf die Kochplatte (niedrigste Stufe) oder in eine Pfanne mit wenig Wasser gestellt werden.

Sehr nützlich ist auch eine Waage mit Feinanzeige, die auf ein Gramm genau wiegen kann (z. B. Diät- oder Briefwaage).

Wenn Sie im Sinn haben, Cremes herzustellen, die aus Fett- und Wasserphase bestehen, lohnt sich die Anschaffung eines Laborthermometers mit einem Messbereich bis 100 °C. Für die Zubereitung von Salben oder kaltgerührten Emulsionen ist das Thermometer nicht notwendig.

Wahrscheinlich führen Sie in Ihrem Haushalt einen elektrischen Handrührmixer. Kaufen Sie sich einen zweiten Rührstab, den Sie nur zur Cremeherstellung verwenden.

Alle Arbeitsutensilien auf einen Blick

- ein Kochtopf für das Wasserbad
- eine feuerfeste Glas-, Porzellan- oder Emailleschüssel, am besten mit Griffen, die sich auf dem Topfrand abstützen lassen
- zwei bis drei feuerfeste Bechergläser mit Masseinteilung, z. B. 50, 100 und 200 ml
- eine Diät- oder Briefwaage mit 1-Gramm-Einteilung
- ein Labor- oder Küchenthermometer bis ca. 100 °C
- Kaffeefilter mit ungebleichtem Filterpapier
- evtl. ein Sieb zum Abfiltern von Kräutern oder für Pudermischungen
- Teigschaber
- Spatel zum Abfüllen der Cremes
- Tee- und Esslöffel
- evtl. Glasstab zum Rühren
- Kunststofflöffel aus Melamin zum Rühren
- elektrischer Handrührmixer mit Rührstab
- Glaspipette zum tropfenweisen Zugeben von Flüssigkeiten

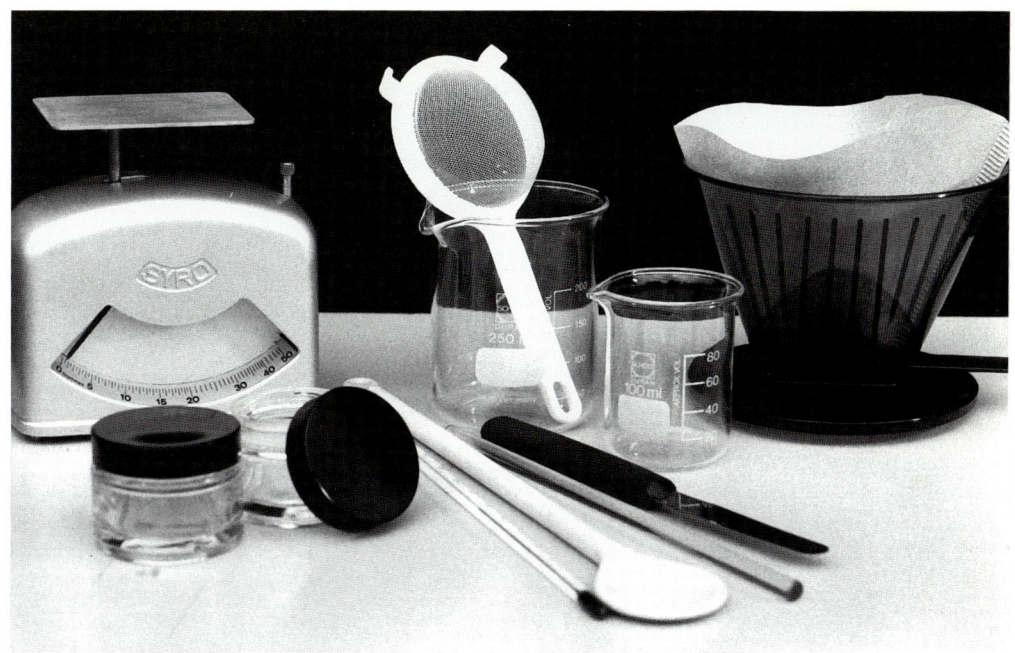

Zum Aufbewahren:

- Schraubgläser, einige aus dunklem Glas, zum Ansetzen von Ölauszügen, Tinkturen oder Lotionen
- diverse kleine Cremetöpfchen, am besten aus Glas oder Porzellan
- Flaschen und Fläschchen aus dunklem oder transparentem Glas für Öle, Lotionen
- Polyäthylenflaschen mit kleinem Ausguss für Milchen, Duschgels, Ölgels

Peinliche Sauberkeit ist eine wichtige Voraussetzung für das Gelingen Ihrer Frischkosmetik. Vor dem Gebrauch sollten Sie die Arbeitsgeräte mit kochendheissem Wasser reinigen und mit 70%igem Alkohol ausreiben. Den Rührmixstab und den Kunststofflöffel am besten 10 Minuten auskochen.

Alle Geräte und die Rohstoffe für die Zubereitung von Frischkosmetik können Sie auch in kleinen Mengen bei den im Anhang genannten Adressen bestellen. Viele Grundstoffe sind auch in Drogerien, Apotheken und Bioläden erhältlich.

Denken Sie daran: Je frischere Zutaten, je bessere Qualität, desto bessere Frischkosmetik. Vor allem bei Heilpflanzen, ätherischen Ölen, Pflanzenölen und frischen Zutaten aus der Küche, die Sie zum Beispiel in Masken oder Haarkuren verwenden, lohnt es sich, auf biologische Qualität zu achten.

Abkürzungen

g = Gramm, EL = Esslöffel, TL = Teelöffel, ml = Milliliter, Msp. = Messerspitze, Tr. = Tropfen

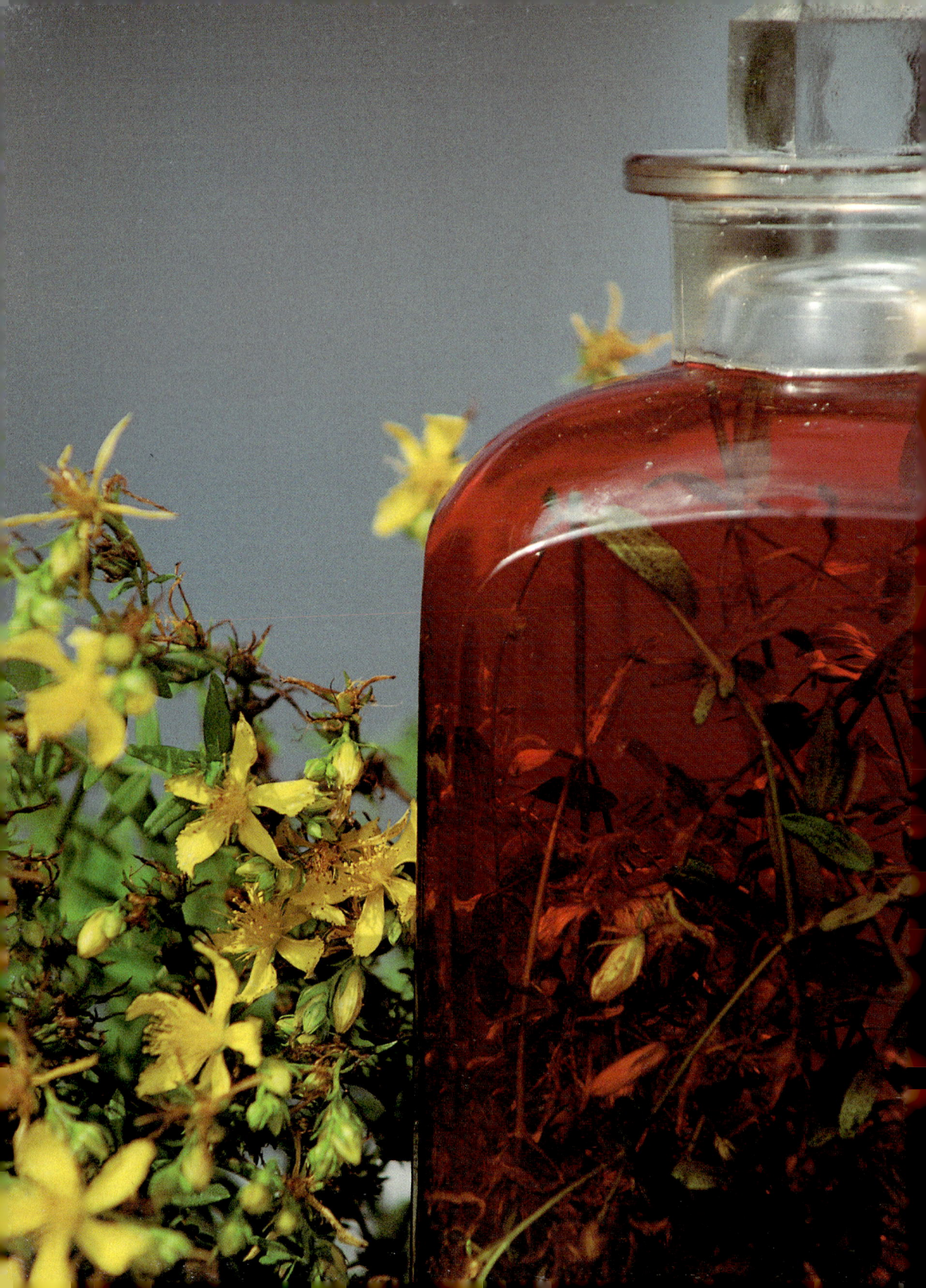

Kräuterauszüge und Essenzen

Wenn Sie im Garten eigene Kräuter haben, sammeln Sie diese, wenn der Wirkstoffgehalt in den verwendeten Pflanzenteilen möglichst reich vorhanden ist. Wurzeln ab Spätherbst bis etwa Mitte Februar, Blätter vor der Blütezeit, Blüten vor dem Verwelken. Wir sammeln die Pflanzen in trockenem Zustand und nicht in der grössten Mittagshitze. Die ideale Sammelzeit ist daher etwa ab zehn Uhr, wenn der Tau getrocknet ist, bis zwölf Uhr mittags und nachmittags von zwei Uhr bis etwa sechs Uhr, bevor die Abendfeuchtigkeit sich einstellt. So erhalten wir den grösstmöglichen Wirkstoffgehalt, und die getrockneten Pflanzen halten sich am besten. Sammeln Sie nur gesunde und unverschmutzte Pflanzen. Wenn Sie dies in der freien Natur tun, meiden Sie Strassen und Industrieanlagen ebenso wie gedüngte Wiesen und Weiden. Sammeln Sie schonend und so, dass die Arten erhalten bleiben. Wir nehmen nur Pflanzen, die reichlich vorkommen, und lassen Dreiviertel des Bestandes zur Sicherung der Fortpflanzung stehen. Vermeiden Sie auch unnötiges Herumtrampeln, um die Pflanzen zu schonen. Die gepflückten Pflanzenteile legen wir locker in einen Korb oder in Papiertüten – nicht in Plastiksäcke, da dort durch Verdunstung schon ein beträchtlicher Teil der Wirkstoffe, besonders der ätherischen Öle, verlorengingen.

Schon auf einfache Weise können wir den Pflanzen Wirkstoffe entziehen, um sie für die Zubereitung von Frischkosmetik zu verwenden. Es handelt sich dabei um Wirkstoffkomplexe, die durch die Pflanze zusammengestellt wurden. Dabei greifen die einzelnen Komponenten ineinander über und bringen erst in ihrer Gesamtheit den gewünschten Effekt hervor. Wir haben somit ein fein aufeinander abgestimmtes Wirkstoffbouquet, das auf unsere Haut ausgleichend und ordnend wirkt und sehr verträglich ist.

Anders ist es mit den ätherischen Ölen, hier haben wir nur einen einzelnen, isolierten Wirkstoff, zu dessen Gewinnung es die geeignete Einrichtung und spezielle Kenntnisse braucht (siehe Seite 145).

Wässrige Auszüge

Der Aufguss

Mit zarten aromatischen Pflanzen, Blüten und Blättern machen wir einen Aufguss (Tee):

Die Pflanzenteile – ½–2 TL pro Tasse (ca. 200 ml) – mit kochendem Wasser übergiessen, das Ganze 5–10 Minuten ziehen lassen und abseihen. Die ätherischen Öle und weitere Wirkstoffe werden dadurch aus den Pflanzenteilen gelöst. Damit die flüchtigen ätherischen Öle nicht entweichen, decken wir den Aufguss zu, solange er heiss ist.

Der Absud (Abkochung, Dekokt)

Aus Wurzeln, harten Blättern, Stengeln und Rinden lösen wir die Wirkstoffe durch Kochen. Wir geben 1–2 EL Pflanzenteile auf ½ Liter Wasser, lassen sie 1–2 Minuten köcheln, dann zugedeckt 5–10 Minuten ziehen und seihen das Dekokt ab.

Ölauszüge und Essenzen

Wir sprechen hier von Ölauszügen, die wir mit einfachen Mitteln herstellen können. Dies schliesst die Gewinnung von reinen ätherischen Ölen aus. Diese werden den Pflanzen meistens durch Destillierverfahren entzogen. Es braucht dazu geeignete Einrichtungen, spezielle Kenntnisse über Destilliervorgänge und viel Erfahrung. Das Gewinnen der ätherischen Öle ist somit ein Gebiet für sich.

Ätherische Öle, auch Essenzen oder Duftstoffe genannt, sind isolierte Wirkstoffe und nicht wie bei den einfachen Pflanzenauszügen harmonisch aufeinander abgestimmte Wirkstoffkomplexe. Sie stellen die eigentliche Seele, die Essenz, das Wesen einer Pflanze oder Blüte dar. Wir verwenden sie daher sehr sparsam, in zu starker Konzentration können sie Reizungen oder gar Allergien hervorrufen. Zur Herstellung unserer Frischkosmetik kaufen wir die ätherischen Öle bei Firmen, die auf eine äusserst sorgfältige Herstellung der Auszüge aus biologischen oder wildwachsenden Pflanzen achten. (Siehe Bezugsquellen, Seite 159.)

Der einfache Ölauszug

Wir verwenden dazu (mit wenigen Ausnahmen) getrocknete Pflanzenteile. Da der Pflanze durch das Trocknen das Wasser entzogen wird, entsteht beim Auszug kein oder nur ein ganz geringer Wasseraustritt in das Öl; dadurch kann die Bildung von Schimmelpilz verhindert und die Haltbarkeit der Kräuterölauszüge erheblich verbessert werden.

Ausnahmen sind der Ölauszug der Johanniskrautblüten. Diese müssen immer frisch gepflückt, leicht zerquetscht in kaltgepresstes Olivenöl eingelegt werden. Andere Pflanzen wie Spitzwegerich oder Beinwellwurzeln können wir sowohl frisch wie getrocknet verwenden. Bei Verwendung von Frischpflanzen muss der Ölauszug sofort weiterverarbeitet und innerhalb von kurzer Zeit (etwa 1 Monat) aufgebraucht werden.

Verwenden wir Olivenöl für den Auszug, erhalten wir ein Heilöl, das eine besonders tiefe Wirkung hat. Für unsere Kosmetikprodukte ziehen wir oft ein leichteres Öl vor, die entsprechenden Angaben finden Sie in den Rezepten.

Auf 200 ml Öl nehmen wir 10–30 g Heilpflanzen. Bei leichten Pflanzenteilen wie Blüten verwenden wir etwa 10 g, bei schwereren Teilen wie Wurzeln und Samen dürfen es 30 g sein. Die getrockneten und kleingeschnittenen Pflanzenteile in ein Glas mit weiter Öffnung geben und mit dem Pflanzenöl übergiessen. Darauf achten, dass die Kräuter vollständig und reichlich mit Öl bedeckt sind und das Gefäss möglichst voll ist. Wenn Sie also 200 ml Ölauszug herstellen möchten, wählen Sie möglichst ein Gefäss, das nicht mehr als 300 ml fasst. Der Grund: Die Kräuter und das Öl sollten möglichst nicht mit Sauerstoff aus der Luft in Berührung kommen. Hochwertige Öle mit viel ungesättigten Fettsäuren nehmen Sauerstoff aus der Luft auf und werden dadurch ranzig. Wenn ölgetränkte Pflanzenteile mit Luft in Berührung kommen, beginnen sie zu schimmeln.

Den Pflanzenölauszug lassen wir 2–4 Wochen an einem warmen Platz ruhen und schütteln ihn ab und zu kräftig, um das Ausziehen der Wirkstoffe zu unterstützen. Im Sommer darf es draussen an der Sonne sein, im Winter in der Nähe eines Heizkörpers. Danach seihen wir den Ölauszug durch Kaffeefilterpapier ab und pressen den Rückstand aus. Dieser Vorgang muss eventuell wiederholt werden, so dass wirklich alle Pflanzenteilchen entfernt werden. Jetzt haben wir einen hochwertigen Ölauszug mit dem ganzen Wirkstoffkomplex der eingelegten Kräuter, den wir weiter verarbeiten oder in gut verschlossenen, dunklen Glasflaschen kühl und vor Licht geschützt bis ein Jahr aufbewahren können.

Der schnelle Ölauszug

Dieses Verfahren kommt zum Beispiel bei der Herstellung von Ringelblumensalbe zur Anwendung, wo nicht die ätherischen Öle die Hauptwirkstoffe darstellen und wir den Ölauszug gleich weiterverarbeiten. Die getrockneten und kleingeschnittenen Pflanzenteile werden in ein Glas mit weiter Öffnung und Schraubdeckel gegeben und mit dem Öl übergossen. Das Glas soll im Gegensatz zum einfachen Ölauszug nicht ganz voll sein! Nun stellen wir das verschlossene Glas ins Wasserbad und lassen den Auszug während ungefähr 20 Minuten bei etwa 80 °C ziehen. Anschliessend abfiltrieren, wie oben beschrieben.

Alkoholauszug oder Tinktur

Beim Basler Arzt Paracelsus und seinen Zeitgenossen begegnen wir dem Ausdruck «Tinktur» zum ersten Mal. Er wurde aus dem lateinischen tingere = färben abgeleitet. Die Tinktur ist ein alkoholischer Auszug und hat den Vorteil, dass durch den Alkohol Wirkstoffe herausgelöst werden, die beim Wasser- oder Ölauszug ungelöst bleiben.

5–10 g zerkleinerte Pflanzenteile werden mit 100 ml 70%igem Weingeist oder Arosprit übergossen und in einem geschlossenen Gefäss vor Licht geschützt 1–3 Wochen stehen gelassen. In dieser Zeit schütteln wir das Gefäss ab und zu kräftig, um den Prozess des Ausziehens zu unterstützen. Danach seihen wir den Alkoholauszug durch Kaffeefilterpapier ab und pressen den Rückstand aus.

Für den Alkoholauszug können wir frische und getrocknete Pflanzen verwenden, da der Alkohol die Bildung von Pilzen und unerwünschten Bakterien verhindert. Die Tinktur können wir, gut verschlossen und vor Licht geschützt, beliebig lange aufbewahren.

Kräuteressig

Für die Zubereitung von Kräuteressig können Sie getrocknete oder frische Pflanzenteile verwenden.

Für 500 ml Obst- oder Weissweinessig brauchen wir eine Handvoll Kräuter. Die Pflanzenteile in ein Glas mit weiter Öffnung geben und mit dem Essig übergiessen. Das gut verschlossene Gefäss etwa zwei Wochen an einem warmen Platz ruhen lassen. Ab und zu schütteln, um das Ausziehen der Wirkstoffe zu unterstützen. Nach dieser Zeit wird der Kräuteressig durch Kaffeefilterpapier abgeseiht; pressen Sie dabei den Rückstand gut aus. Sie können nun den Essig mit ätherischen Ölen, in wenig Alkohol gelöst, intensivieren und mit Wasser verdünnt als Haarspülung oder für die Körperpflege nach dem Baden oder Duschen verwenden.

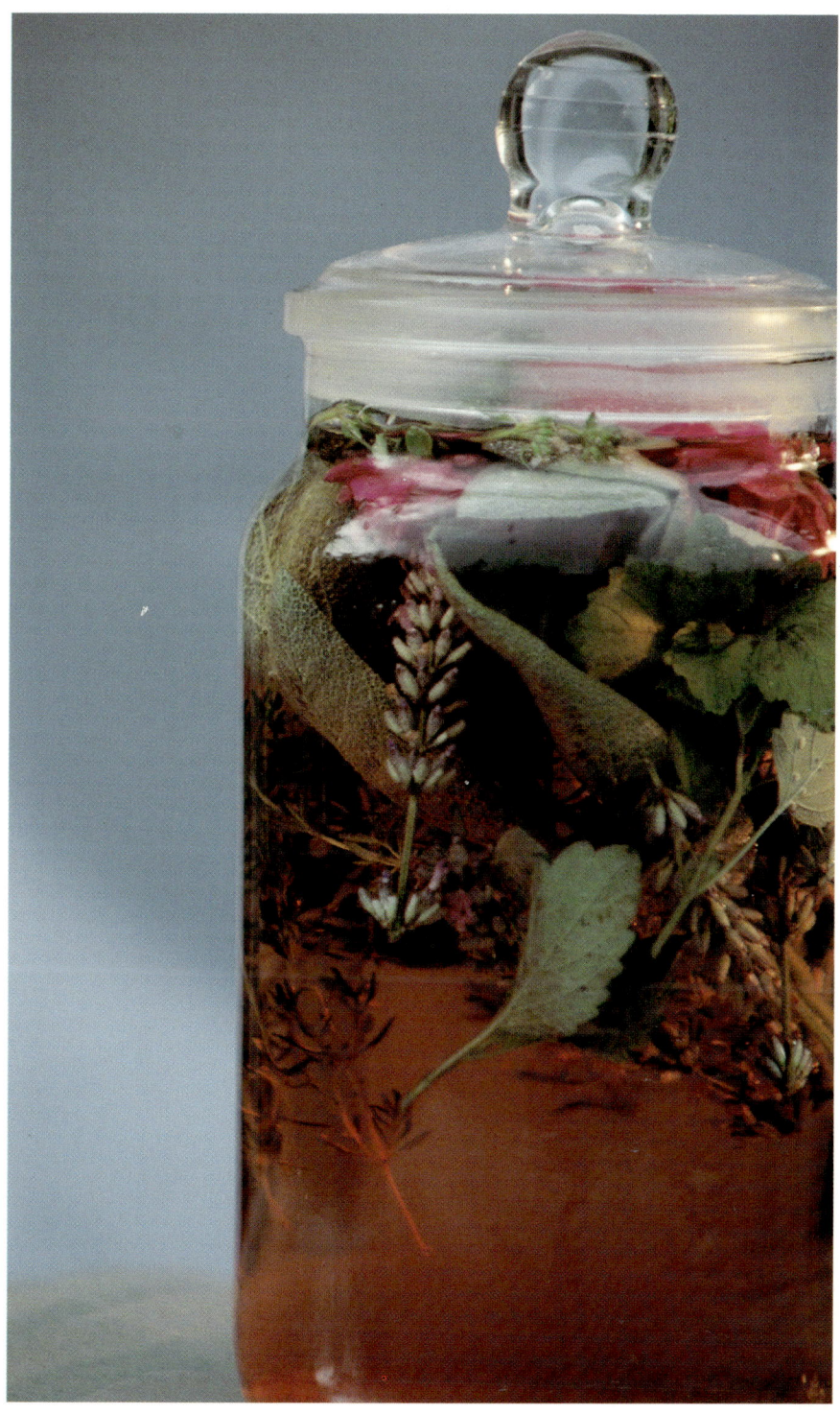

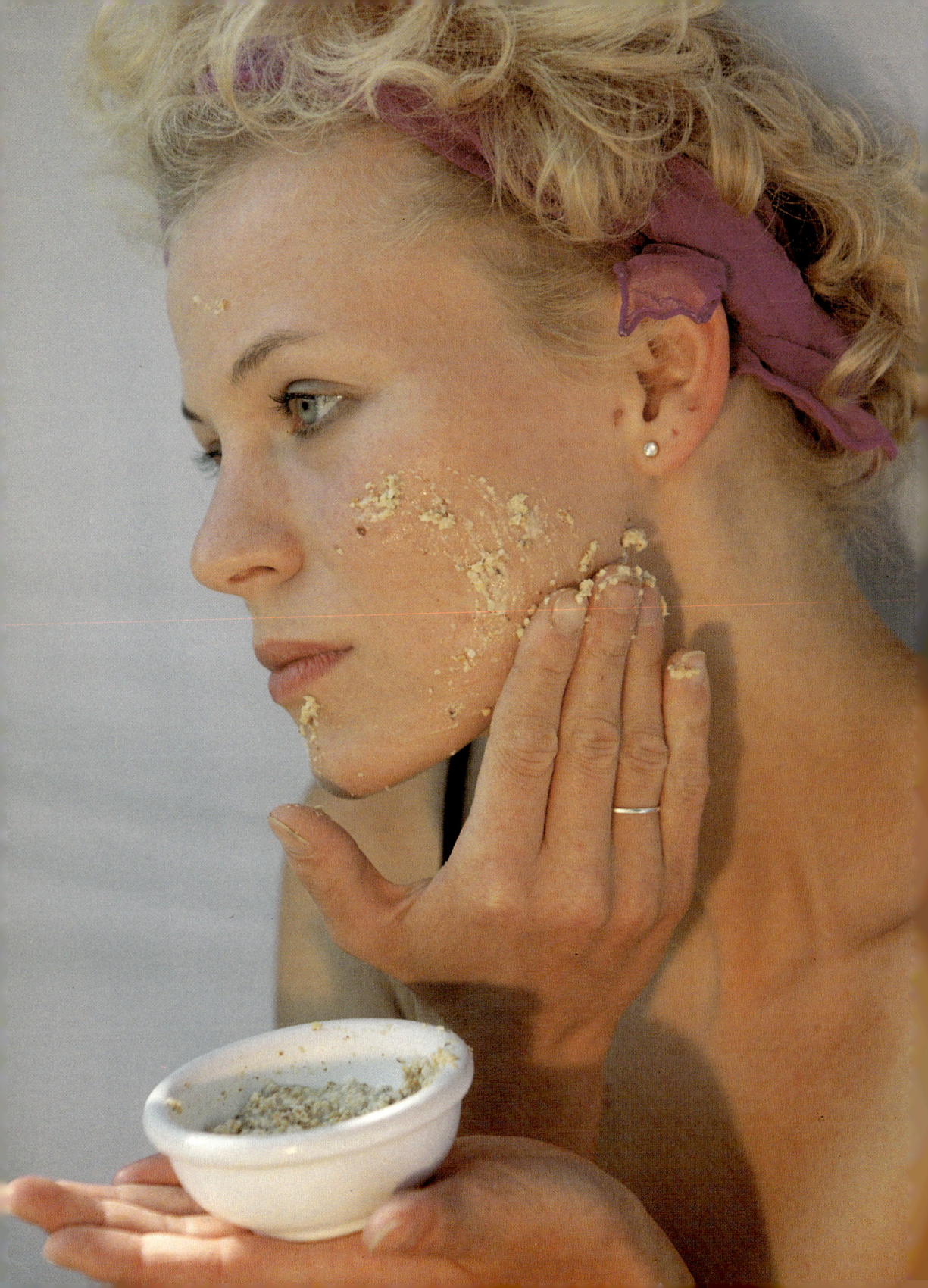

Angewandte Gesichtspflege

Tagespflege

Wählen Sie die Ihrem Hautbild entsprechenden Produkte.

- Entspannen und strecken Sie sich gründlich, schneiden Sie ein paar genüssliche Grimassen, wenn es Ihnen Spass macht, geben Sie Töne dazu.

- Reinigen Sie Gesicht und Hals: Auftragen der Reinigungsmilch mit den Händen, gründliches Abwaschen mit lauwarmem Wasser und Erfrischen mit Gesichtslotion.

- Trocknen Sie die Haut mit einem weichen Tuch ab.

- Sparsames und sanftes Auftragen der geeigneten Creme, Salbe oder des Öls mit Mittel- und Ringfinger (mit dem Zeigefinger üben wir meistens zuviel Druck auf die Haut aus und verschieben diese zu stark, was der Faltenbildung Vorschub leisten kann). Lassen Sie das Pflegeprodukt einziehen und entfernen Sie dann den Überschuss (sichtbar durch starkes Glänzen der Haut) mit einem Gesichtstuch. Legen Sie dieses auf Ihr Gesicht, und drücken Sie es mit den flachen Händen leicht auf die Haut, besonders auf glänzende Stellen.

Nachtpflege

Wählen Sie die Ihrem Hautbild entsprechenden Produkte.

- Reinigen Sie Gesicht und Hals gründlich und trocknen Sie die Haut mit einem weichen Tuch ab.

- Für die trockene Haut ist damit die Nachtpflege beendet. Haben Sie eine fette Haut oder Mischhaut mit ausgesprochen fetten Hautpartien, so betupfen Sie diese nach der Reinigung sanft mit ein wenig Gesichtsöl oder -salbe. Auch Pickel oder Akne können Sie so pflegen. Durch diese Massnahmen wird die übermässige Talgproduktion der Haut eingedämmt, und Ihr Hautbild kann sich nach einiger Zeit harmonisieren.

Umfassende Pflege

Gönnen Sie sich ab und zu eine umfassende Pflege. Sie können diese selber machen oder sich von einer Ihnen nahestehenden Person verwöhnen lassen.

Wählen Sie die Ihrem Hautbild entsprechenden Produkte.

- Ziehen Sie bequeme Kleider an, so dass Ihnen angenehm warm ist.

- Machen Sie ein Salbei- oder Rosmarinfussbad.

- Entspannen Sie sich im Liegen, indem Sie von den Füssen bis zum Kopf die einzelnen Körperteile einen nach dem andern zuerst ganz anspannen und dann plötzlich loslassen.

- Wenn Sie sich von einer zweiten Person pflegen lassen, decken Sie sich anschliessend zu, so dass Sie sich wohlfühlen. Wenn Sie sich selber pflegen, richten Sie sich alles bequem her und arbeiten Sie ohne Eile.

- Halten Sie Ihr Haar mit einem Band aus dem Gesicht. Reinigen Sie Gesicht und Hals gründlich, und trocknen Sie die Haut sanft mit einem weichen Tuch ab.

- Tragen Sie etwas Augencreme auf die Augenlider auf, und cremen Sie Ihre Lippen mit Lippenbalsam ein.

- Machen Sie ein Gesichtsdampfbad zur gründlichen Tiefenreinigung und zur Anregung der Durchblutung (siehe Seite 44). Eine angenehme und schnelle Alternative zum Dampfbad sind warme Kompressen mit der Dampfbadflüssigkeit um das Kinn, über das ganze Gesicht sowie auf den Hals (siehe Seite 45).

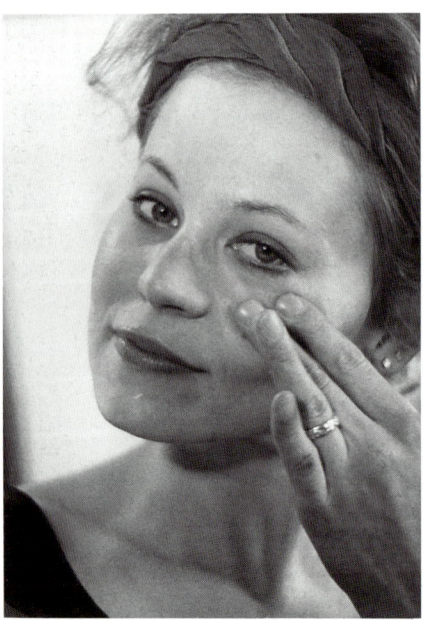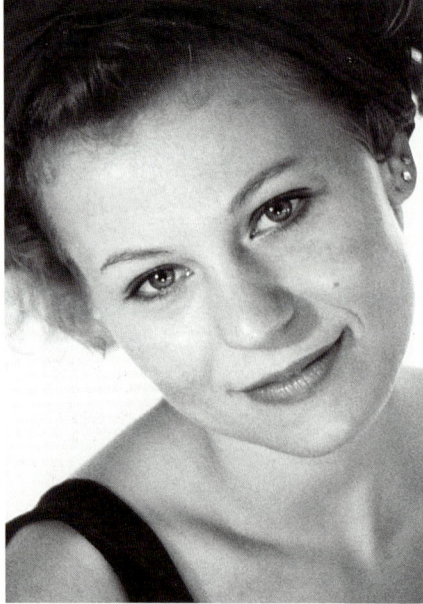

- Mit einem weichen Tuch das Gesicht und den Hals abtrocknen.

- Gesichtsöl, Creme oder Salbe (reichlicher als üblich) sanft auftragen oder eine Ihrem Hautbild entsprechende Packung machen (siehe Seite 107–113).

- Hals- und Nackenmassage machen und die Muskulatur des Gesichts mit Gesichtsgymnastik aktiv durchbewegen (siehe Seite 32). Falls es Ihnen Spass macht, geben Sie dazu genüssliche Töne von sich.

- Augenkompressen auflegen.

- Nun ruhen Sie sich bei entspannender Musik aus.

- Entfernen Sie zum Abschluss den Überschuss an Gesichtsöl oder Creme mit einem Gesichtstuch. Wenn Sie Salbe oder eine Packung verwendet haben, nehmen Sie diese mit einer lauwarmen Kompresse ab.

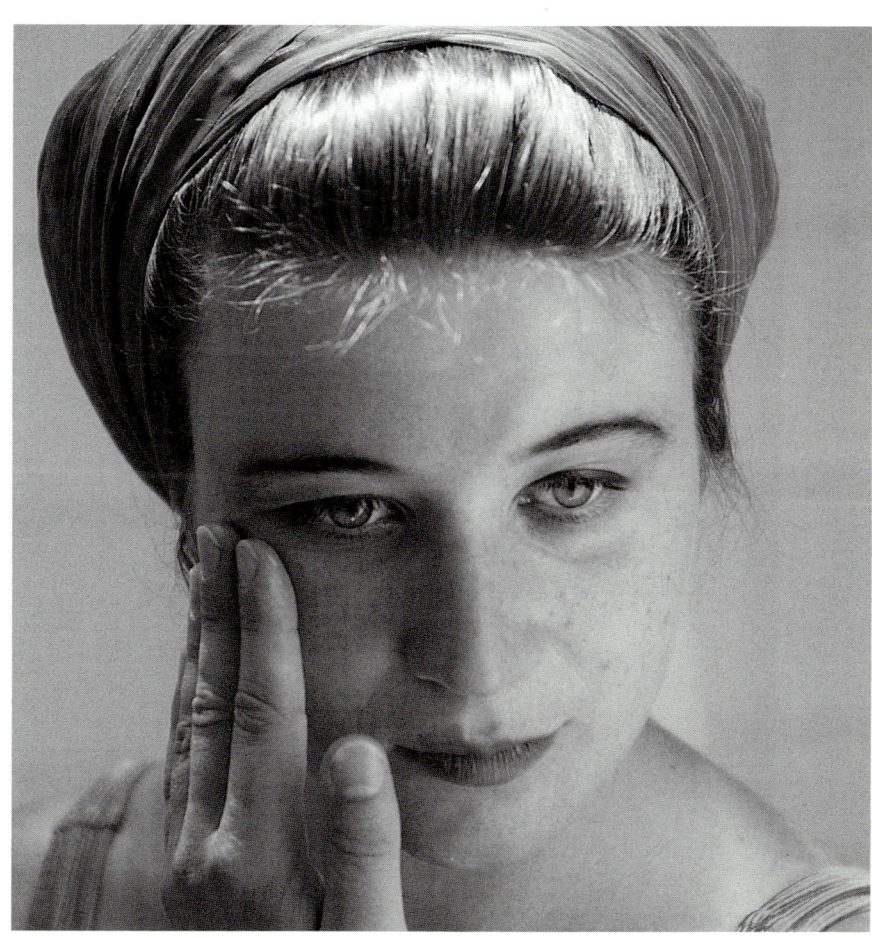

Gesichtsgymnastik

Wir stellen die Gesichtsgymnastik an den Platz der Gesichtsmassage, da die Gesichtsmuskulatur speziell aufgebaut ist. Die Muskeln unseres Körpers ziehen sich meistens von Knochen zu Knochen und haben somit zwei Fixpunkte. In der klassischen Massage nutzen wir diese Bedingungen, um den Muskel quer zu seiner Längsrichtung zu dehnen und dadurch eine wohltuende Entspannung und Festigung des Muskels zu erzielen. Die Gesichtsmuskulatur hat zwei bis drei übereinanderliegende Schichten. Die Muskeln setzen an den Knochen oder bei der obersten Schicht an den Faszien der darunterliegenden Muskeln an. Meistens ist eine Seite klar verankert und die andere lose mit weiteren Muskeln verbunden. Dadurch sind die Bedingungen für eine Dehnung quer zum Muskel nicht gegeben, und die Massage kann leicht zur Überdehnung und Erschlaffung der Gesichtsmuskulatur führen. Aktives Durchbewegen der Gesichts- und Halsmuskulatur ist daher der passiven Gesichtsmassage vorzuziehen. Gymnastische Übungen, die möglichst viele Gesichts- und Halsmuskeln dehnen und entspannen, und dazu nach Lust und Laune Töne von sich geben, kann eine wirkungsvolle Massnahme sein. Praktizieren Sie diese so oft es Ihnen Spass macht.

Die Stirnmuskeln
glätten die Stirnhaut, heben das Oberlid und die Augenbrauen und aktivieren die Kopfhaut (günstig bei Haarausfall).

Übung: Beide Hände übereinander auf die Stirn legen und die Stirnhaut auf und ab bewegen. Die gesamte Kopfhaut muss mitbewegt werden.
Widerstand: Gegen den leichten Druck Ihrer Hände dieselbe Übung wiederholen.
Entspannung: Die linke Hand auf den Kopf legen, so dass der kleine Finger am Haaransatz liegt. Mit der rechten Hand auf der Stirn kleine Kreise beschreiben. Die Augen schliessen und die Stirnfläche spüren, sie ist jetzt gut durchblutet.

Übung: Die Stirn-Haar-Grenze herabziehen und dabei die Augenbrauen und die Nasenwurzel möglichst stillhalten. Anschliessend die Augenbrauen hochziehen, die Augen weit aufreissen und einen Punkt fixieren.
Widerstand: Die Stirn glätten. Die linke Hand auf den Kopf legen, so dass der kleine Finger am Haaransatz liegt. Den rechten Zeige- und Ringfinger auf die Brauenbögen legen und leichten Widerstand geben beim Hochziehen der Brauen.
Entspannung: Die Fingerkuppen auf die Stirnmuskeln legen und mit horizontalen Schüttelbewegungen die Muskeln lockern.

Übung: Die Augenbrauen zusammenziehen wie bei angestrengtem Nachdenken.

Widerstand: Mittel- und Ringfingerkuppe der beiden Hände an die äusseren Hälften der Augenbrauen legen und leicht nach aussen ziehen. Die Augenbrauen gegen diesen Widerstand zusammenziehen.

Entspannung: Die Augen schliessen und die Muskeln entspannen. Lockerung durch leichte Vibration mit den Fingerkuppen.

Der Augenringmuskel

liegt, wie der Name sagt, um das Auge herum. Die Gymnastik hilft bei Augenlidfältchen, Krähenfüssen und schlaffen Lidern. 3–5mal pro Woche.

Übung: Die Augen ohne Anspannung schliessen, zur Nasenwurzel schauen und die Pupillen fest nach innen drücken (nur mit dem Augenringmuskel), ein paar Sekunden anhalten. Die Augen öffnen und sofort einen Punkt fixieren.

Entspannung: Die Augenlider schnell öffnen und schliessen (mit den Lidern klimpern), dann die Augen schliessen. Warten, bis die Pupillen ruhig sind, und die Augen wieder öffnen.

Die Mundmuskulatur

formt unseren Mund und bewegt die Lippen. Die Gymnastik machen wir bei erschlaffter und unausgeglichener Mundpartie, Fältchen und Spannungen.

Übungen: Beide Mundwinkel stark zur Seite ziehen und gleichzeitig die Oberlippe heben, so dass die Zähne sichtbar werden. Unterlippe und Kiefer und Halsmuskulatur dabei locker halten. Wieder die normale Mundstellung einnehmen.

Eine Backe mit Luft füllen und diese dann auf die andere Seite schieben. Beide Backen mit Luft füllen und dann in die Oberlippenfurche drücken, so dass sich diese nach aussen wölbt und keine Fältchen mehr zu sehen sind. Entspannen durch sanftes Ausblasen der Luft bei leicht geöffnetem Mund. Diese Übungen werden 5–10mal wiederholt.

Übung: Den Mund schliessen und die Lippen gegeneinander pressen, ohne dass Fältchen auf den Lippen entstehen. Anschliessend die Lippen zu einem Kussmund formen und etwa eine Minute anhalten. Zurück in die entspannte Ausgangsstellung.

Widerstand: Übung wie oben, den Kussmund gegen den Zeigefinger machen und diesen wegdrücken.

Entspannung: Die Lippen locker aufeinanderlegen, durch die Nase einatmen und die Luft so ausatmen, dass die Lippen vibrieren.

Übung: Öffnen der Lippen bei geschlossenen Zahnreihen. Die Mundwinkel und Unterlippe nach unten ziehen, so dass die untere Zahnreihe sichtbar wird.

In einer Schaukelbewegung die Mundwinkel seitlich nach unten ziehen (abwechslungsweise rechts und links). Darauf achten, dass die Halsmuskulatur nicht überdehnt wird.

Widerstand: Je einen Mittelfinger an einen Mundwinkel drücken und gegen diesen Widerstand die Mundwinkel einmal rechts, einmal links nach unten zu ziehen versuchen, was so nicht mehr möglich ist.

Entspannung: Mit leicht geöffnetem Mund durch Kopfschütteln die Unterkieferpartie hin- und herbewegen.

Diese Übungen werden 5–10mal wiederholt.

Bei Doppelkinn (oder Neigung dazu) und zur Förderung der Zahnfleischdurchblutung eignen sich folgende Übungen.

Übung: Die Schultern aufrichten und den Kopf geradehalten. Die Zunge einrollen, an den oberen Gaumen drücken und nach hinten ziehen. In dieser Haltung 3–5mal schlucken! In normaler Stellung entspannen.

Die Zunge zur Nasenspitze führen und kurz verweilen.

Den Mund leicht zusammenziehen und eine intensive Saugbewegung machen, so als ob Sie etwas leersaugen möchten.

Entspannung: Übung wie oben. Anschliessend den Kopf etwas nach vorne beugen. Mit leicht geöffnetem Mund den Kopf langsam und ohne Spannung ein paar Mal von links nach rechts und zurückdrehen.

Die Halsmuskulatur

bewegt unseren Kopf und hält ihn im Gleichgewicht. Gymnastik zur Verbesserung der Gesichtsdurchblutung, Straffung des Halses und Hebung des Brustgewebes.

Übung: Den Kopf leicht in den Nacken legen, das Kinn locker vorschieben, so dass der Unterkiefer über den Oberkiefer zu stehen kommt. Dazu ausatmen.

In der gleichen Haltung und Kinnstellung den Kopf nach links und nach rechts drehen und dabei über die Schulter schauen.

Übungen 3–4mal wiederholen.

Widerstand: Mit der Hand die Vorderseite des Halses umschliessen und die obige Übung durchführen.

Entspannung: Den Kopf locker nach vorne und nach hinten fallen lassen.

ist bei den meisten Menschen verspannt und schlecht durchblutet. Die Gymnastik fördert die Durchblutung und lockert den gesamten Hals- und Nackenbereich.

Übung: Beide Arme auf Schulterhöhe seitwärts ausstrecken. Kreise nach vorne und nach hinten ausführen. Dabei mit kleinen Bewegungen beginnen und immer grösser und schwungvoller werden. Dauer ca. 3 Minuten.
In aufrechter Haltung die Arme hängen lassen und die Schultern nach vorne und nach hinten rollen lassen.
Widerstand: Die Übungen mit einem leichten Gewicht in den Händen machen.
Entspannung: Den Oberkörper leicht nach vorne beugen und die Arme pendeln lassen. Dazu ruhig und tief atmen.

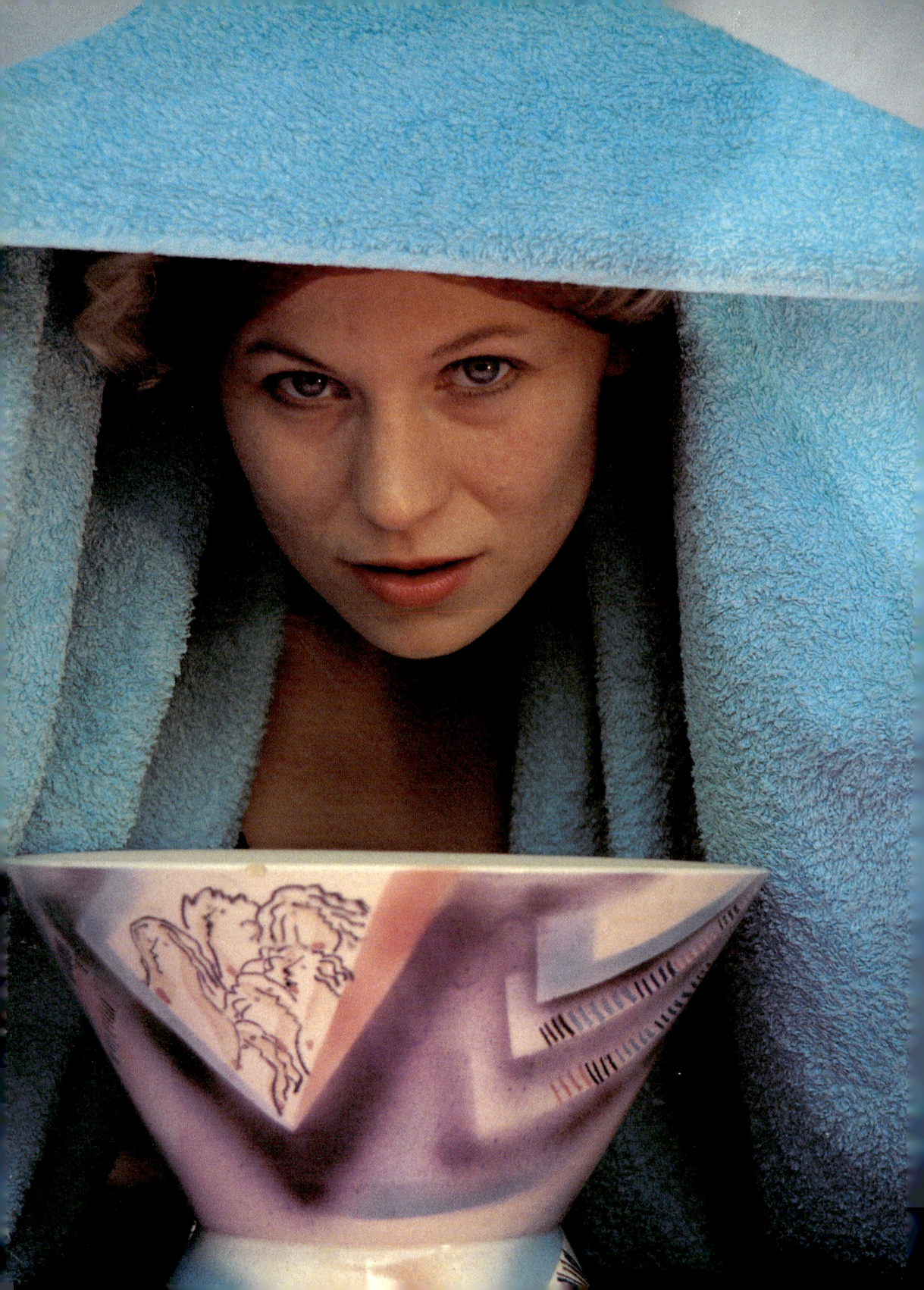

Die Reinigung der Haut

Fette Reinigungscreme, Abschminke

Fette Reinigungscremen (eigentlich «-salben») eignen sich sehr gut zum Abschminken. Sie können vor allem fettlöslichen Schmutz gut absorbieren. Der Nachteil besteht darin, dass sie nicht mit Wasser abwaschbar sind. Die fettigen Cremereste müssen zuerst mit einem Papiertüchlein entfernt werden. Anschliessend kann das Gesicht gut mit Wasser gewaschen werden. Zuletzt folgt die Nachreinigung und Erfrischung mit Gesichtswasser.

50 g Pflanzenöl (Sonnenblumenöl, Erdnuss- oder Distelöl)
7 g Bienenwachs
5 g Kakaobutter
2–3 Tr. ätherisches Öl (z. B. Lavendel, Zitrone)

Das Bienenwachs und die Kakaobutter im Wasserbad schmelzen. Das Pflanzenöl hinzufügen. Die Creme mit dem Kochlöffel oder Mixstab geduldig kaltrühren. Wenn sie unter 30°C abgekühlt ist, das ätherische Öl beigeben. Die Haltbarkeit dieser Abschminke beträgt etwa 1 Jahr.

Reinigungsöl

Die Gesichtsreinigung mit Öl ist eine sanfte Reinigung für trockene, schuppige Haut.
Handelsübliche «Ölpads» sind Tüchlein, die mit synthetisch parfümierten Mineralölen getränkt sind. Vielfach reagieren empfindliche Hauttypen allergisch auf die synthetischen Duftstoffe und die Mineralöle.

90 g Sonnenblumenöl (oder Kräuterölauszug, siehe Seite 25)
10 g Lecithin (mit CM oder BE bezeichnet)
3 Tr. ätherisches Öl

Den Ölauszug mit dem Lecithin gut verrühren, das ätherische Öl zufügen. Haltbarkeit: ca. 1 Jahr.
Das Reinigungsöl kann auch ohne Lecithin hergestellt werden. Das Lecithin hat eine emulgierende Wirkung und hilft, den wasserlöslichen Schmutz besser zu absorbieren.
Zur Anwendung das Gesicht mit Wasser befeuchten und das Reinigungsöl mit den Händen einmassieren oder auf einen feuchten Wattebausch träufeln und damit sanft das Gesicht abreiben. Mit viel warmem Wasser abspülen. Danach Gesichtswasser benützen.

Ölgel

Ölgels eignen sich wie die Reinigungsöle zur sanften Reinigung. Der Vorteil ist die gelartige Konsistenz; das Gel kann mit den Fingerspitzen auf das Gesicht aufgetragen werden, ohne dass es zerfliesst.

100 g Sonnenblumenöl
5 g Bienenwachs
3–5 Tr. ätherisches Öl (z. B. Lavendel)

Das Bienenwachs zusammen mit dem Sonnenblumenöl bei niedriger Temperatur langsam schmelzen. Die Mischung vom Feuer nehmen, auf 30°C abkühlen lassen und das ätherische Öl daruntermischen. In eine weiche Polyäthylenflasche abfüllen, damit Sie das Gel aus der Flasche drücken können. Haltbarkeit: ca. 1 Jahr.

Reinigungsmilch

Reinigungsmilche bestehen aus einer wässrigen und einer öligen Phase und können somit wasser- und öllöslichen Schmutz entfernen. Sie reinigen sanft und eignen sich für alle Hauttypen. Neben der etwas komplizierteren heissen Herstellung über dem Wasserbad zeigen wir Ihnen auch einfache Möglichkeiten (kaltgerührte Lecithinmilch, Buttermilch).

Reinigungsmilch mit Kokosfett
20 g Sonnenblumenöl
20 g Jojobaöl
6 g Kokosfett
6 g Bienenwachs
80 g Kräutertee (oder Blütenwasser)

Stellen Sie einen Kräutertee (eventuell aus destilliertem Wasser) mit der oder den Pflanzen Ihrer Wahl her (siehe Seite 23). Das Kokosfett und das Bienenwachs im Wasserbad schmelzen, die Pflanzenöle hinzufügen und auf 70°C erwärmen. Den Kräuteraufguss (oder das Blütenwasser) ebenfalls auf 70°C erwärmen. Nun wird der wässrige Teil dieser Creme langsam, wie bei der Herstellung einer Mayonnaise, unter die Fettphase gerührt. Wenn die Creme unter 30°C abgekühlt ist, 3–4 Tropfen ätherisches Öl von denselben Pflanzen wie der Kräuterauszug hinzufügen. Haltbarkeit: 2–3 Wochen.

Buttermilch für jeden Hauttyp
50 ml Buttermilch
2 TL Grapefruitsaft
1 TL flüssiger Honig (Waldhonig)

Alle Zutaten in eine Flasche geben und kräftig schütteln. Haltbarkeit: im Kühlschrank ca. 1 Woche.

Die Reinigungsmilch auf einen feuchten Wattebausch träufeln, Gesicht, Hals und Dekolleté damit reinigen. Nach ein paar Minuten Einwirkungszeit lauwarm abwaschen.

Diese Milch eignet sich für jeden Hauttyp, speziell auch für unreine, fette Haut, besonders bei Hautreizung und Jucken. Sie kann auch nach dem Duschen für den ganzen Körper angewendet werden. Die drei Zutaten dieses einfachen Produktes regenerieren den Säureschutzmantel der Haut auf natürliche Weise.

Lecithin-Reinigungsmilch, kaltgerührt für normale und trockene Haut

2–3 g Sojalecithin
30 g Sonnenblumenöl
20 g Kräutertee, entsprechend Ihrem Hautbild (siehe «Gesichtsöle», Seite 47/48)
2–3 Tr. ätherisches Öl (Zitrone, Mandarine)

Das Sojalecithin mit dem Sonnenblumenöl in einem Glas, das Sie mit einem Schraubdeckel verschliessen können, gut verrühren. Den Kräutertee und das ätherische Öl zufügen. Alles zusammen kräftig schütteln. In eine Glas- oder Polyäthylenflasche abfüllen. Haltbarkeit: 3–5 Tage.
Diese Reinigungsmilch eignet sich für normale und trockene Haut. Sie ist relativ fettig, hat aber eine sehr angenehme Konsistenz. Wenn Sie nur 2 g Lecithin nehmen, wird sie etwas dünnflüssiger.

Waschgel

Waschgel besteht aus einem milden Tensid und hat einen leicht sauren ph-Wert. Wir kombinieren es mit Kräuterauszügen und ätherischen Ölen. Von all den genannten Reinigungspräparaten wirkt das Waschgel am stärksten entfettend. Es kann anstelle von Seife angewendet werden.

50 g Betain
1 g Xanthan
50 ml destilliertes Wasser oder Kräutertee
2–3 Tr. ätherisches Öl, entsprechend dem Kräutertee
2–3 Tr. Zitronensaft oder 10%ige Zitronensäure

Das Betain und das Xanthan zusammen verrühren und quellen lassen. Das destillierte Wasser oder den Kräutertee darunterrühren. Zum Schluss das ätherische Öl und den Zitronensaft oder die Zitronensäure beifügen. Alles gut schütteln. Haltbarkeit: 2–3 Monate.

Peeling

Peelings bewirken eine gründliche Reinigung, die verhornte Hautzellen durch Wegrubbeln löst. Sie wirken angenehm durchblutungsfördernd und klärend auf die Haut. Je nach Art der Peelingkörner kann diese Methode mehr oder weniger sanft sein.

Für empfindliche, trockene, entzündete Haut und auch für Couperosehaut sind Peelingprodukte nicht geeignet (höchstens milde Mehl-Peelings, partiell angewendet). Schon das Rubbeln an und für sich kann die Haut reizen. Fettige, grossporige, fahle Haut verträgt ein Peeling 1–2mal wöchentlich (z. B. Produkte mit Seesand, Kleie, Kernengranulat). Peelings eignen sich auch für die verhornte Haut an Ellbogen und Füssen. Eine Frühjahrskur mit Peeling tut der Haut gut und lässt sie wieder rosig und frisch erscheinen.

Mandelpaste

50 ml Mandelöl
2 EL gemahlene Mandeln
3–4 EL feines Hafermehl

Das Mandelöl mit dem Hafermehl zu einem dickflüssigen Brei verrühren. Die Mandeln zufügen und gut vermischen. Die Paste in eine Cremedose füllen.
Zur Anwendung 1 TL der trockenen Paste mit 1 TL Flüssigkeit und 3 Tropfen ätherischem Öl verrühren. Das Peeling mit kreisenden Bewegungen auf das Gesicht auftragen, mit viel lauwarmem Wasser wieder abwaschen.
Als Flüssigkeit eignet sich für fettige und Mischhaut 1 TL Gurkensaft oder Kräutertee, dem Hauttyp entsprechend. Für normale und trockene Haut nehmen Sie 1 TL Milch oder auch einen Kräutertee, wieder Ihrem Hauttyp angepasst.

Mandel-Mehl-Peeling

2 Teile Weizenmehl
1 Teil Mandeln, fein gemahlen
1 Teil Trockenmilchpulver

Bereits gemahlene Mandeln in einer elektrischen Kaffeemühle noch feiner mahlen. Die Pulver miteinander vermischen.
Für den Gebrauch 1 EL Pulvermischung mit warmem Wasser, Milch oder Kräutertee (z. B. Dampfbadwasser) anrühren. Die Masse mit einem Bäckerpinsel auf Gesicht, Hals, Dekolleté und Schulterpartie auftragen. 10–20 Minuten trocknen lassen. Mit warmem Kräutertee oder Wasser durch kreisende Bewegungen abwaschen.
Dieses Peeling ist sehr gut geeignet für unreine, fettige Haut oder Mischhaut.

Peelingcreme mit Seesand oder Kernengranulat

Stellen Sie zuerst eine Reinigungscreme oder -milch her (z. B. fette Reinigungscreme, Seite 37, oder Reinigungsmilch mit Kokosfett, Seite 38).
Wenn die Creme unter 30°C abgekühlt ist, rühren Sie einen Zehntel des Gesamtgewichtes der Creme an Seesand, Aprikosensteingranulat oder

Walnussschalengranulat darunter (bei der Kokos-Reinigungsmilch also 13 g, bei der fetten Reinigungsmilch 6–6,5 g).
Diese Creme hat die stärkste Peelingwirkung. Sie eignet sich vor allem für fette, unreine oder Mischhaut. Für trockene Hautpartien oder Couperosehaut sollten Sie sie nicht verwenden.

Gesichtswasser, Lotionen, Tonics

Gesichtswasser wird auch Tonic oder Lotion genannt. Nach der Reinigung mit Creme oder Milch dient das Gesichtswasser dazu, letzte Verunreinigungen aus den Poren zu entfernen und die Haut zu erfrischen. Je nach den Zutaten (Kräuter, Blütenwasser, Essenzen) kann ein Gesichtswasser gereizte, gerötete Haut beruhigen oder leicht entzündungshemmend wirken. Gesichtswasser, das Alkohol und entsprechende Kräuter enthält, desinfiziert die Haut und hilft vor allem bei Hautunreinheiten, Mitessern, Akne. Sehr günstig wirken sich Lotionen mit Obstessig aus. Essig in geringer Konzentration reguliert den Säureschutzmantel der Haut und somit die Hautfunktionen. Zudem wirkt sich Essig (und natürlich auch Alkohol) günstig auf die Haltbarkeit der Lotionen aus. Alkoholhaltige Gesichtswässer entfetten und kühlen die Haut, ziehen die Poren zusammen und eignen sich deshalb nur für fettige und unreine Hauttypen. Bei Couperose- oder trockener Haut sollten Sie keinesfalls ein alkoholhaltiges Gesichtswasser verwenden.
Zur Anwendung ein wenig Gesichtswasser auf einen angefeuchteten Wattebausch träufeln. Damit die vorher gut gereinigte Haut sanft abreiben. Lotionen für den normalen und trockenen Hauttyp können Sie auch mit den Fingerspitzen leicht in die Haut klopfen.

Rosen-Gesichtswasser für normale und trockene Haut
50 ml Rosenwasser
50 ml Rosenblütentee (Aufguss)
1 TL Honig
1 TL Zitronensaft
(evtl. 1–2 Tr. ätherisches Rosenöl
1 TL 96%iger Alkohol)

Aus einem Teelöffel getrockneter Rosenblüten einen Teeaufguss herstellen. Im noch leicht warmen Rosentee den Honig auflösen. Das Rosenwasser und den Zitronensaft beifügen.
Falls Sie ein noch stärker duftendes Gesichtswasser wünschen, lösen Sie 1–2 Tropfen Rosenöl in 1 TL Alkohol auf und fügen es der Mischung bei. In eine schöne Flasche abfüllen und kräftig schütteln. Falls das Wasser nicht ganz klar wird, durch Kaffeefilterpapier filtrieren.

Dieses milde, herrlich duftende Gesichtswasser erfrischt jeden Hauttyp und wird auch von der trockenen, empfindlichen Haut gut vertragen.

Honig-Gesichtswasser für empfindliche Haut
50 g Orangenblütenwasser
50 g Rosenwasser
½ TL Bienenhonig
1 EL Apfelessig (falls Sie der Duft stört, weglassen)
(evtl. 2–3 Tr. Melissen- oder Rosenöl
1 TL 96%iger Alkohol)

Das Rosenwasser leicht erwärmen und den Honig darin auflösen. Mit dem Orangenblütenwasser vermischen.
Zur Verstärkung des Duftes das ätherische Öl im Alkohol lösen und der Mischung beifügen. Durch Kaffeefilterpapier klarfiltern.
Honig und Apfelessig haben klärende, heilende Eigenschaften und wirken sich wegen ihres ph-Wertes günstig auf den Säureschutzmantel der Haut aus. Dieses Gesichtswasser eignet sich speziell für zarte, empfindliche Haut.

Blüten-Lotion für trockene und empfindliche Haut
1 EL Melissenblätter
1 EL Malvenblüten
1 EL Stiefmütterchen
1 EL Rosenblüten
150 g Rosenwasser
(evtl. 1–2 Tr. ätherisches Öl, z. B. Rosen- oder Melissenöl
1 TL 96%iger Alkohol)

Die getrockneten Kräuter in eine Glasschüssel geben und miteinander vermischen. Alkohol und Rosenwasser darübergiessen. Die Schüssel mit einem Tuch bedecken und über Nacht stehen lassen. Anderntags den Kräuterauszug durch ein grosses Küchensieb abseihen. Wer mag, kann zusätzlich ein ätherisches Öl (z. B. Melisse oder Rose) beigeben: 2–3 Tropfen ätherisches Öl in 1 TL Alkohol auflösen und unter die Mischung rühren. Alles gut schütteln und falls die Lotion nicht ganz klar wird, nochmals filtrieren.
Melisse und Malve wirken durch die einhüllenden und mildernden Schleimstoffe entspannend. Das Stiefmütterchen hat sich schon oft bei Hautallergien bewährt, und die duftenden Rosenblüten beleben die Haut.

Kräuter-Gesichtswasser für Mischhaut und fette Haut

1 EL Salbei

1 EL Rosmarin

1 EL Thymian

1 EL Pfefferminze

1 EL Huflattich

100 ml Hamameliswasser

50 ml 70%iger Alkohol ARO

1 EL Apfelessig

Die Kräuter in eine Glasschüssel geben, mit dem Alkohol und dem Apfelessig übergiessen und zugedeckt über Nacht an einem kühlen Ort durchziehen lassen. Am nächsten Tag die Mischung durch Kaffeefilterpapier filtrieren und mit dem Hamameliswasser vermischen.

Die pflanzlichen Schleim- und Gerbstoffe und die ätherischen Öle dieser Kräutermischung wirken klärend, zusammenziehend und antiseptisch.

Frühlings-Lotion für Mischhaut, unreine und grossporige Haut

2 EL Huflattichblüten

1 EL Spitzwegerichblätter

1 EL Gänseblümchen

1 EL Veilchenblüten

150 ml Hamameliswasser

50 ml 70%iger Alkohol ARO

Die frischen oder getrockneten Kräuter in einer Glasschüssel vermischen, das Hamameliswasser und den Alkohol darübergiessen und über Nacht ziehen lassen. Anderntags die Mischung durch Kaffeefilterpapier filtrieren und in eine saubere Glasflasche abfüllen.

Dieses Gesichtswasser mit dem aromatischen Frühlingsduft enthält wertvolle alkoholische und wässrige Heilpflanzenauszüge. Es eignet sich speziell für fettige, unreine, grossporige oder Mischhaut.

Calendula-Gesichtswasser für empfindliche, unreine Haut

1 EL Ringelblumenblüten

1 EL Johanniskraut

1 EL Beinwellwurzeln

200 ml Rosenwasser

50 ml Apfelessig

1 EL Honig

10 ml Kamillentinktur (oder Kamillosan)

Die Kräuter in eine Schüssel geben. Wenig Rosenwasser leicht erwärmen und den Honig darin auflösen. Die Kräuter mit dem Apfelessig, dem Honig-Rosenwasser und dem restlichen Rosenwasser übergiessen und über Nacht zugedeckt ziehen lassen. Anderntags den Auszug durch Kaffeefilterpapier filtrieren. Zum Schluss die Kamillentinktur hinzufügen. Eventuell nochmals filtrieren.

Die Kombination dieser Heilpflanzen mit der Kamillentinktur wirkt beruhigend, befeuchtend und heilend auf kleine Hautunreinheiten.

Gesichtsdampfbad

In der heutigen Zeit braucht die Haut ab und zu eine Tiefenreinigung. Dazu eignet sich vor allem das Gesichtsdampfbad. In der feuchten Wärme eines Dampfbades schwitzt die Haut, Schmutz und Hautschuppen werden ausgeschwemmt. Dampfbäder durchbluten die Haut stark, reinigen porentief und befeuchten; sie tragen zur Klärung des Hautbildes bei. Die Düfte der verwendeten Kräuter schenken uns Wohlbefinden. Ein Gesichtsdampfbad mit Thymian, Salbei, Kamille oder Minze wirkt auf die Stirnhöhlen, die Atmungsorgane und den Rachenraum durchblutungsfördernd. Bei Erkältungskrankheiten haben sie sich schon oft bewährt. Dampfbäder sind die ideale Vorbereitung für eine anschliessende Maske oder Packung.

Vielleicht macht es Ihnen Spass, diese Zeremonie mit einer Freundin zu geniessen? Warum nicht einmal zu einem «Schönheitstreff» zusammenkommen?

Wie wird ein Gesichtsdampfbad zubereitet? 1–2 l Wasser aufkochen. Eine Handvoll getrocknete oder frische Kräuter in eine Schüssel geben und mit dem siedenden Wasser übergiessen. Das Gesicht über die dampfende Schüssel beugen, dabei tief einatmen. Ein Frotteetuch über Kopf und Schüssel ausbreiten, damit der Dampf nicht zu schnell entweichen kann.

Anstelle von Kräutern können Dampfbäder auch mit ätherischen Ölen zubereitet werden. Auf 2 l Wasser brauchen Sie 3–5 Tropfen ätherisches Öl. Ätherische Öle sind sehr konzentriert und dürfen nur sparsam gebraucht werden.

Welche Kräuter oder Essenzen (ätherische Öle) eignen sich für welchen Hauttyp?

Für *normale Haut* eignen sich als Kräuter Rosen, Lavendel und Lindenblüten, als Essenzen Bergamotte und Lavendel. Die normale Haut verträgt recht heisse Dampfbäder von etwa 5 Minuten Dauer.

Für *trockene Haut* eignet sich das Dampfbad weniger, aber ab und zu ist auch sie für eine Tiefenreinigung dankbar. Verwenden Sie dazu Malven, Ringelblumen, Fenchel, Kamille sowie Honig. Der Dampf darf bei trockener Haut nicht zu heiss sein, nur feuchtwarm, und sollte während etwa 2–3 Minuten angewendet werden.

Bei *fetter, unreiner Haut* eignen sich als Kräuter Salbei, Minze, Kamille, Thymian und Rosmarin, als Essenzen Zitrone, Thymian, Rosmarin und

Zypresse. Die fette Haut verträgt heisse Dampfbäder von etwa 10 Minuten Dauer.

Für *Couperosehaut* ist das Dampfbad leider nicht geeignet (falls Sie nicht darauf verzichten möchten, versuchen Sie eine lauwarme, kurze Anwendung). Auf jeden Fall sollte Couperosehaut nicht kalt nachbehandelt werden.

Kompressen

In einigen Kulturen, wie etwa der japanischen, haben Kompressen ihren festen Platz. Dort werden zu Beginn oder als Abschluss des Essens duftende, warme Kompressen gereicht, mit denen man sich Gesicht, Nacken und Hände erfrischt.

Gesichtskompressen haben eine ähnliche Wirkung wie Dampfbäder. Sie wirken jedoch nicht so stark über die Atemwege. Sie durchbluten die Haut, erfrischen, reinigen die Poren, machen die Haut weich. Kalte Kompressen haben eine sehr erfrischende Wirkung, warme Kompressen sind angenehm entspannend. Sie können die Kompressen auch im Wechsel warm – kalt anwenden (nicht bei Couperosehaut!). Wählen Sie die Kräuterextrakte, die ätherischen Öle und die Temperatur der Kompresse Ihrem Hautbild entsprechend (siehe Angaben zu den Dampfbädern und Seite 47/48).

Wie werden Kompressen zubereitet?

2 EL getrocknete oder 5 EL frische Kräuter
½ l Wasser

Das Wasser aufkochen, über die Kräuter giessen, 10–15 Minuten ziehen lassen. Den Aufguss durch ein Küchensieb abseihen. Ein Baumwoll- oder Leinentuch (altes Küchentuch, Gazewindel o.ä.) in den Kräutertee tauchen, nur leicht ausdrücken, bis das Tuch nicht mehr tropfnass ist. Die Kompresse um das Kinn und über das ganze Gesicht legen und mit den flachen Händen leicht andrücken. Nach einer kurzen Anwendungszeit entfernen. Wiederholen Sie diesen Vorgang etwa dreimal.

Bei unempfindlicher, nicht zu Couperose neigender Haut können Sie anschliessend eine kalte Kompresse auflegen. Dazu geben Sie dem vorher verwendeten Kräutertee einige Eiswürfel bei. Anschliessend tupfen Sie die Haut mit einem weichen Tuch sanft trocken und verwöhnen Sie sie mit einer Pflegecreme (entsprechend Ihrem Hautbild). Diese Art Kompressen haben eine sehr erfrischende, wohltuende Wirkung. Lauwarme Kompressen ohne kalten Abschluss sind auch für Couperosehaut geeignet.

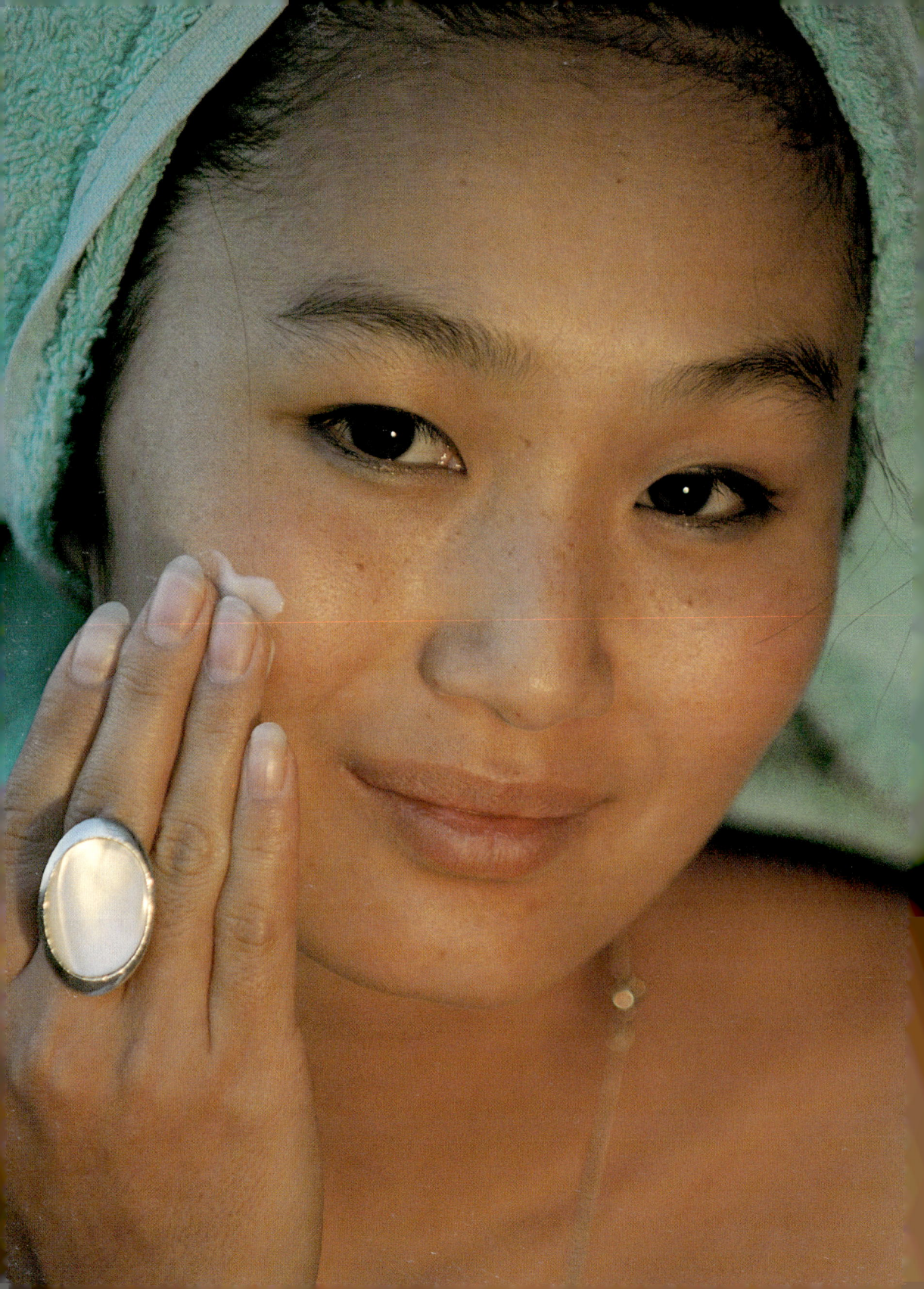

Gesichtsöle

Ist Ihnen die Herstellung einer Pflegecreme zu kompliziert und zu aufwendig, machen Sie sich ein Gesichtsöl!

Gesichtsöle können anstelle von Pflegecremes tagsüber verwendet werden. Sie sind sehr einfach in der Herstellung und problemlos haltbar. Jojobaöl wird praktisch nicht ranzig; dieses Öl hält sich gut ein Jahr. Avocado-, Weizenkeim-, Aprikosenkern- und Mandelöl sind etwa ein halbes Jahr haltbar. Pflanzenöle schützen die Haut vor dem Austrocknen und vor Umwelteinflüssen, sie halten die Haut geschmeidig. Für speziell trockene Haut dürfen sie auch unter einer Pflegecreme aufgetragen werden. Mit entsprechenden ätherischen Ölen oder Pflanzenauszügen erzielen Sie spezielle Wirkungen.

100 ml Jojobaöl
5–10 Tr. ätherisches Öl
oder
80 ml Jojobaöl
20 ml Weizenkeimöl
5–10 Tr. ätherisches Öl
oder
50 ml Jojobaöl
50 ml Mandelöl
5–10 Tr. ätherisches Öl

Die ätherischen Öle wirken, auf die verschiedenen Hauttypen abgestimmt, ordnend und harmonisierend: für *normale und trockene Haut* Rose, Lavendel, Rosenholz, Geranie; für *besonders trockene Haut* Sandelholz, Jasmin, Ylang-Ylang; für *fettige, grobporige Haut und Mischhaut* Lavendel, Thymian, Rosmarin, Salbei.

Das Pflanzenöl (oder die Ölmischung) in eine dunkle Flasche füllen, das ätherische Öl hinzuträufeln und gut schütteln.

Die ätherischen Öle sind die Seele der Pflanze und können Wundersames bewirken. Wenn Sie aber die ganze Pflanze im Öl mazerieren, wird auch Ihr Körper aktiv, und zusätzlich zum ätherischen Öl können viele weitere Pflanzenwirkstoffe gelöst werden (Gerb-, Bitter-, Schleimstoffe usw.). Sie erhalten also mit Kräuterölauszügen noch ganzheitlichere Wirkungen als mit ätherischen Ölen.

Welche Pflanzen eignen sich speziell für Ölauszüge zur Gesichtspflege? Für *normale und trockene Haut* Ringelblumen, Malven, Rosen, Lavendel, Zitronenmelisse und Fenchel; *für Mischhaut und fettige Haut* Thymian, Salbei, Rosmarin, Lavendel, Pfefferminze, Beinwell, Johanniskraut und Kamille.

Ölauszüge dieser Pflanzen finden auch für die Herstellung von Cremes Verwendung und eignen sich ebensogut als Pflege- oder Massageöl für den ganzen Körper. Ölauszüge können auch gut mit ätherischen Ölen ergänzt und intensiviert werden. Die Herstellung ist auf Seite 25 ausführlich beschrieben.

Zur Anwendung tragen Sie das Gesichtsöl tagsüber hauchdünn mit den Fingerspitzen auf die Gesichtshaut und den Hals auf. Das leicht flüssige Jojobaöl zieht sehr gut in die Haut ein. Andere Pflanzenöle bilden vielleicht einen leichten Fettglanz auf der Haut. Entfernen Sie nach einer Einwirkungszeit von 15 Minuten überschüssige Fettreste mit einem Papiertüchlein.

Salben

Salben bestehen nur aus einer fettigen, öligen Phase, wie zum Beispiel Kakaobutter oder Bienenwachs und Pflanzenöl. Sie enthalten also keinen wässrigen Anteil. Salben sind einfach in der Herstellung und relativ lange haltbar. Gerade wenn Sie Kräuter aus dem eigenen Garten verarbeiten möchten, ist die Salbenherstellung ein guter Einstieg.

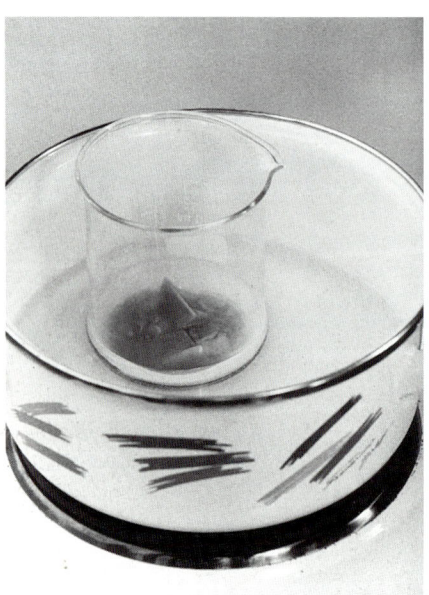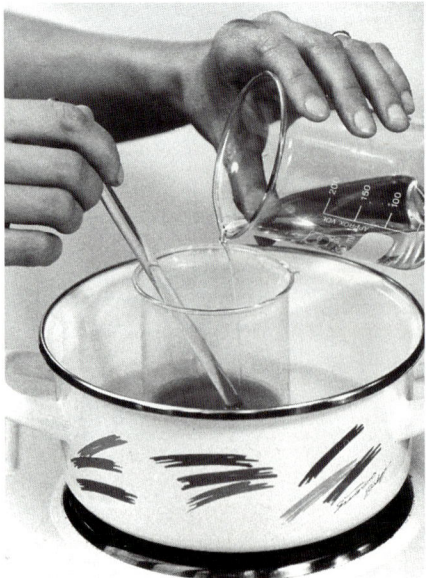

Für die *Zubereitung* einer Salbe brauchen wir zuerst einen Ölauszug (die genaue Herstellung ist auf Seite 25 beschrieben). Dann wird zunächst das Bienenwachs in einer feuerfesten Glas- oder Emailleschüssel im Wasserbad geschmolzen. (Für ganz kleine Herstellungsmengen eignet sich auch ein feuerfestes Becherglas, das Sie in eine Pfanne mit etwas Wasser stellen.) Den Ölauszug hinzufügen und weiter erwärmen, bis eine klare Fettschmelze entstanden ist. Jetzt nehmen Sie die Mischung vom Feuer und rühren Sie sie kalt. Dazu eignet sich ein Kunststoffkochlöffel (Melamin), ein Glasstab oder ein Stabmixer (bei Holzkochlöffeln besteht eine stärkere Gefahr der Ansammlung von Bakterien). Das beste Resultat erzielen Sie mit dem Stabmixer. Durch die rotierenden Messerchen des Mixers entsteht eine ganz homogene Salbe. Das Rühren nur mit dem Kochlöffel ergibt ein weniger homogenes Produkt – es können kleine Wachsklümpchen in der Salbe zurückbleiben, die aber beim Auftragen auf der Haut zergehen. Wenn die Creme unter 30 °C abgekühlt ist, rühren Sie das ätherische Öl darunter.

Durch das Rühren mit dem Stabmixer wird auch Luft in die Salbe eingeschlagen. Dadurch verringert sich die Haltbarkeit des Produktes. Lassen Sie deshalb die Salbe, mit einem Haushaltpapier zugedeckt, ½ Stunde stehen. Anschliessend rühren Sie sie mit einem sauberen, mit 70%igem Alkohol abgeriebenen Glasstab nochmals durch und verschliessen dann das Döschen gut. Haltbarkeit: Da diese Salbe kein Wasser enthält, ist sie angebrochen mindestens ein Jahr haltbar. Sie können diese Salbe sogar auf Vorrat

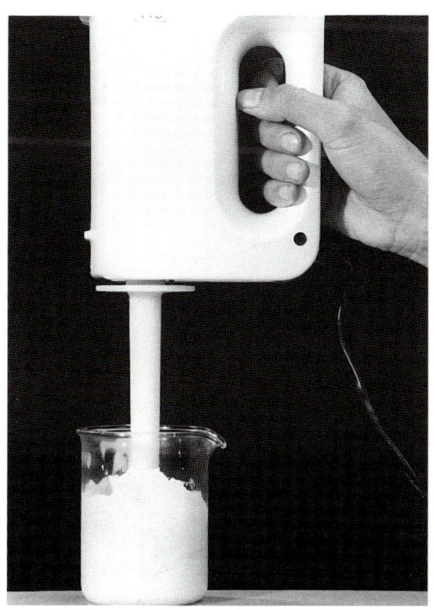
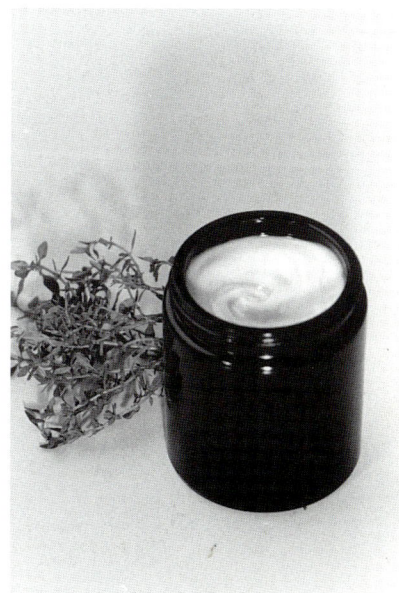

50

herstellen. Gut verschlossen und kühl aufbewahrt (wärmster Platz im Kühlschrank), hält sie zwei Jahre lang.

Zur Anwendung das Gesicht mit Wasser befeuchten und die Salbe hauchdünn auftragen. Oder ein wenig Salbe in die hohle Handfläche nehmen, etwas Wasser dazugeben, mit dem Zeigefinger verrühren. Es bildet sich eine Art Emulsion, die gut auf das Gesicht aufgetragen werden kann.

Thymiansalbe für unreine, fettige Haut, bei Akne
100 g Thymian-Traubenkernölauszug
15 g Bienenwachs
ca. 2–3 Tr. ätherisches Thymianöl

Thymian wirkt desinfizierend, klärt die Haut und heilt Hautunreinheiten. Traubenkernöl oder auch Distelöl sind leichte, dünnflüssige Öle. Sie eignen sich gut zur Pflege der fettigen oder der Mischhaut, da sie die Haut pflegen, ohne sie durch einen schweren Fettfilm zu belasten.

Lavendelsalbe für normale, empfindliche und leicht gereizte Haut
100 g Auszug von Mandelöl und Lavendel (oder nur Mandelöl)
15 g Bienenwachs
5–6 Tr. ätherisches Lavendelöl

Diese Salbe eignet sich für normale, empfindliche und leicht gereizte Haut, ebenfalls für Couperosehaut. Lavendel beruhigt und wirkt mild desinfizierend.

Rosensalbe für trockene, empfindliche, anspruchsvolle Haut
100 g Ölauszug von Avocadoöl und Rosenblüten (oder nur Avocadoöl)
15 g Bienenwachs
4–5 Tr. Rosenöl

Rosensalbe mit echtem Rosenöl ist eine besondere Kostbarkeit. Der feine Duft belebt und beruhigt die trockene, empfindliche und anspruchsvolle Haut. Das Avocadoöl ist sehr gehaltvoll – es ist reich an hautpflegenden Substanzen.

Calendulasalbe für leicht entzündliche, empfindliche Haut
100 g Ölauszug von Mandelöl mit Ringelblumen
15 g Bienenwachs
evtl. 2–3 Tr. ätherisches Melissenöl

Cremes

Etwas schwieriger und aufwendiger sind die Rezepturen der Cremes. Cremes sind Emulsionen; sie bestehen ähnlich wie das Hautfett aus Fett/Öl und Wasser. Man unterscheidet zwei Hauptgruppen von Emulsionen: die

O/W-Emulsionen, das heisst Öl-in-Wasser-Emulsionen, und die *W/O-Emulsionen,* Wasser-in-Öl-Emulsionen.

Milch beispielsweise ist eine O/W-Emulsion. Der ölige Teil, das Butterfett, ist im wässrigen Teil der Milch ganz fein verteilt. Wenn wir frischgemolkene Milch eine Zeitlang stehen lassen, setzt sich das Fett als Rahm sichtbar am Rand des Gefässes ab. In der Molkerei wird die Milch homogenisiert: Der Fettanteil der Milch, also die Rahmtröpfchen, werden noch feiner in der Milch verteilt und setzen sich jetzt auch weniger ab. Für O/W-Emulsionen brauchen wir spezielle Emulgatoren. Einige Emulgatoren werden durch chemische Umwandlungen aus der in Rindertalg enthaltenen Stearinsäure hergestellt, andere Emulgatoren werden aus Palmwachsen oder Lecithinarten gewonnen.

W/O-Emulsionen sind Cremes, bei denen der ölige Anteil der Creme den wässrigen umschliesst. Dadurch kann auch das Wasser weniger schnell verdunsten. Unsere Erfahrungen haben gezeigt, dass sogenannte Feuchtigkeitscremes, das heisst Cremes mit höherem Wasseranteil (O/W-Emulsionen), trockene Haut noch mehr austrocknen. Sie verdunsten bei normaler Luftfeuchtigkeit und besonders im Winter in geheizten Räumen sehr rasch und entziehen dadurch der Haut noch mehr Feuchtigkeit. Mit Hilfe eines leichten Fettüberzuges kann der Feuchtigkeitsverlust der Haut reduziert werden. Die Haut wird vor dem Austrocknen geschützt und der hauteigene Fett-Feuchtigkeitsfilm wird ergänzt. Vor allem tagsüber aufgetragen, dienen diese Cremes auch zum Schutz vor schädlichen Umwelteinflüssen wie Schmutz, Staub, Sonnenlicht, Kälte und trockener Luft.

Für O/W-Emulsionen verwenden wir als Emulgator in einem Teil unserer Rezepte Wollwachs, das sogenannte Lanolin anhydrid. Das Wollwachs ist ein Sekret der Talgdrüsen der Schafe, welches bei der Wollverarbeitung gewonnen wird. Da die Schafe vor dem Scheren, um Umgeziefer im Fell zu entfernen, gebadet werden, ist dieser altbewährte Rohstoff heutzutage oft mit Pestiziden belastet. Seit einigen Jahren gibt es jedoch Lieferanten, die auf rückstandsfreiere Ware achten.

Das Lanolin anhydrid ermöglicht, Wasser- und Fettphase in Cremes miteinander zu verbinden. Es stabilisiert W/O-Emulsionen und wird von der Haut gut aufgenommen.

Für die *Herstellung* einer Creme werden die Wachse und Fette (z. B. Bienenwachs, Kakaobutter, Sheabutter, Cetylalkohol, Wollwachs, Kokosfett) in einem feuerfesten Becherglas oder einer feuerfesten Glasschüssel über dem Wasserbad geschmolzen. Das Wasser sollte bis zum oberen Rand der Zutaten reichen. Sobald eine klare Schmelze entstanden ist, geben Sie das Pflanzenöl hinzu. Um einen unnötigen Vitaminverlust zu vermeiden, sollte das Pflanzenöl nicht zu lange erhitzt werden. Die Fettphase wird auf 65–70 °C erwärmt.

52

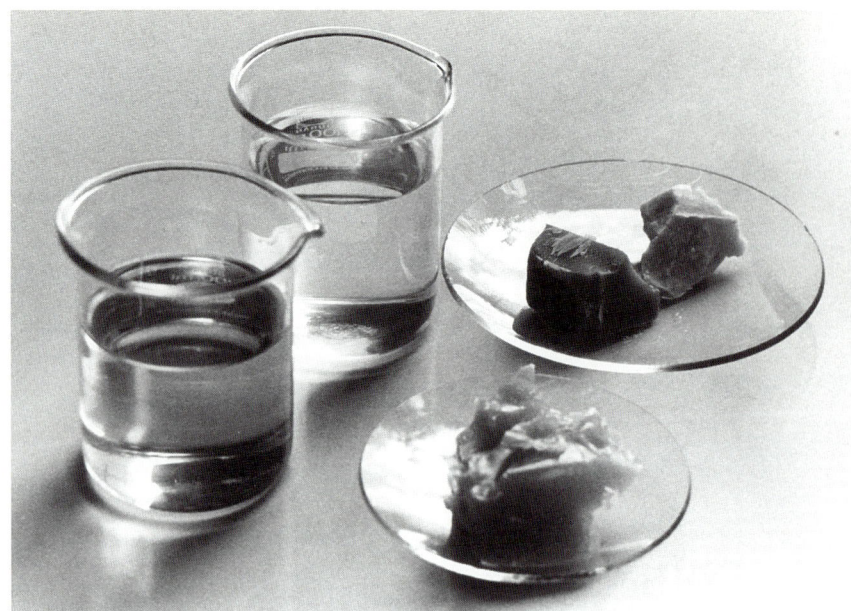

Zutaten für die Herstellung einer Creme

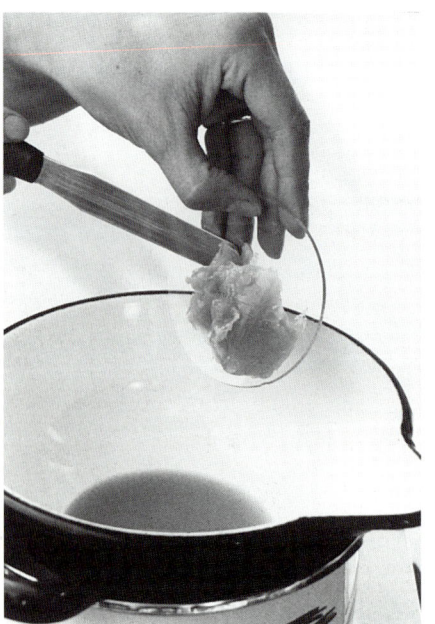

Im Wasserbad schmelzen

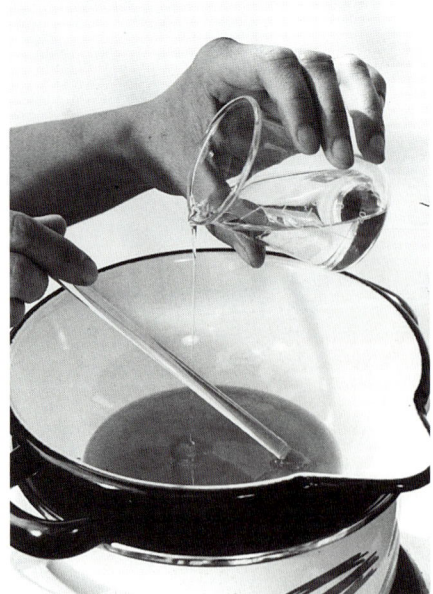

Pflanzenöl hinzufügen

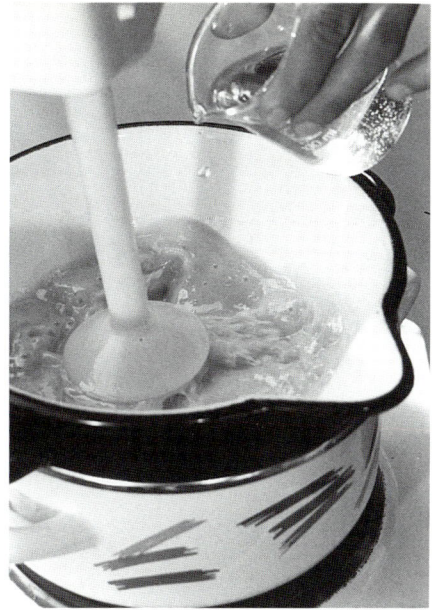

Wasserphase daruntermixen

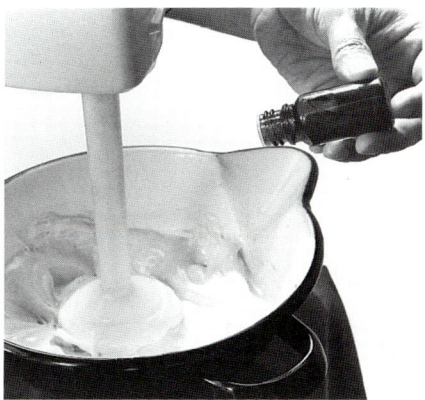

Ätherisches Öl darunterträufeln

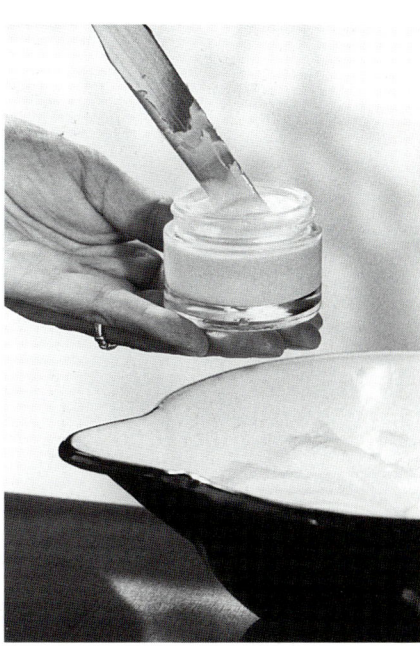

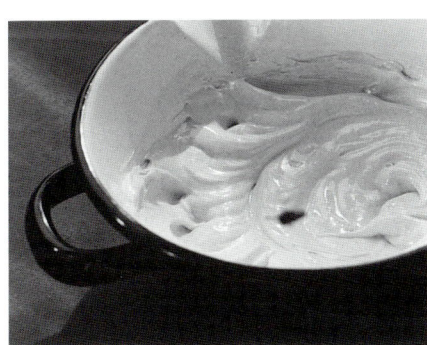

Fertige Creme abfüllen

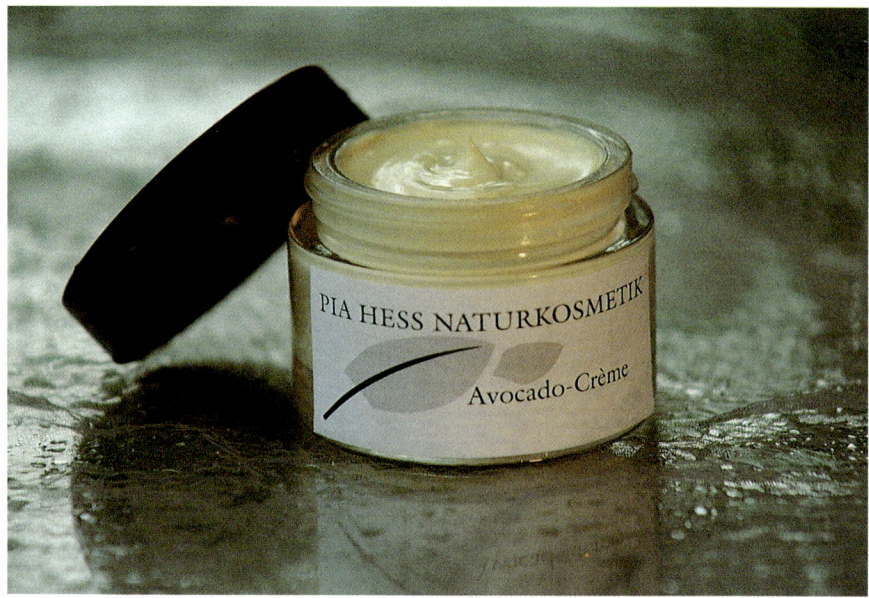

Unterdessen geben Sie die Wasserphase (z. B. destilliertes Wasser, Kräutertee, Blütenwässer) in ein zweites Becherglas. Die Wasserphase wird in einem feuerfesten Becherglas (oder in einer kleinen Emaillepfanne) direkt auf der Kochplatte ebenfalls auf 65–70 °C erwärmt. Ganz Vorsichtige bringen die Wasserphase kurz zum Kochen und lassen sie dann auf 70 °C abkühlen (Achtung: Gewichtsverlust beachten!). Beim Erwärmen auf 70 °C werden die meisten Keime abgetötet.

Jetzt wird die Flüssigkeit tropfenweise unter die Fettphase gerührt, wie bei der Herstellung einer Mayonnaise. Sie können dazu einen Kunststoffkochlöffel, einen Glasstab oder – für diese Art Emulsionen am besten geeignet – den Stabmixer des Küchenrührgerätes verwenden. (Vor dem Gebrauch die Rührgeräte auskochen und mit 70%igem Alkohol abreiben.) Weil wir für diese Emulsionen keine synthetischen Emulgatoren verwenden, ist das mechanische Rühren wichtig! Die Cremes werden dadurch feiner und geschmeidiger.

Wenn sich die Creme verdichtet hat und sie unter 30 °C abgekühlt ist, fügen Sie 2–3 Tropfen ätherisches Öl bei, entsprechend dem Hauttyp und der Vorliebe für eine bestimmte Duftnote.

Durch das Rühren mit dem Stabmixer wird Luft in die Creme geschlagen. Dadurch verringert sich die Haltbarkeit des Produktes. Lassen Sie deshalb die Creme, mit einem Haushaltpapier zugedeckt, ½ Stunde stehen. Anschliessend rühren Sie sie mit einem sauberen, mit 70%igem Alkohol abgeriebenen Glasstab nochmals durch und verschliessen sie dann gut.

Die *Haltbarkeit* der Cremes hängt von der Art und der Frische der Zutaten und von der sauberen Verarbeitung ab. Die Aufbewahrung an einem kühlen Ort (wärmster Platz im Kühlschrank) verlängert zudem die Haltbar-keit. Füllen Sie Ihre Cremes nur in kleine Töpfe ab (10–30 ml). Angefangene Cremetöpfe innerhalb etwa eines Monats zügig aufbrauchen. Sie können Cremes auch auf Vorrat herstellen, in kleine Töpfe abfüllen und einfrieren.

Hamameliscreme leichte Creme für Mischhaut

5 g Bienenwachs

15 g Lanolin anhydrid (Wollwachs)

40 g Traubenkernöl

40 g Hamameliswasser

2–3 Tr. ätherisches Öl (z. B. Lavendelöl)

Durch den Gehalt an Hamameliswasser wirkt diese Creme leicht adstrin-gierend, Lavendelöl hat zusätzlich eine desinfizierende Wirkung.

Thymiancreme für fahle, schlecht durchblutete, fettige Haut

5 g Bienenwachs

15 g Lanolin anhydrid

40 g Thymianölauszug mit Distelöl (siehe Seite 25)

40 g Thymiantee oder destilliertes Wasser

1 Tr. Thymianöl

1–2 Tr. Lavendelöl

Das im Thymian enthaltene Thymol desinfiziert die Haut und wirkt sich bei Hautunreinheiten günstig aus.

Kräutercreme für Mischhaut und unreine Haut

5 g Bienenwachs

15 g Lanolin anhydrid

40 g Traubenkernöl

40 g Teeaufguss mit Thymian, Minze, Rosmarin, Salbei oder 40 g Hamameliswasser

je 1 Tropfen ätherisches Öl der obengenannten Kräuter (oder nur von einem bis zwei davon nach Wahl)

Diese duftende Creme wirkt klärend und leicht desinfizierend. Sie regu-liert die Talgproduktion, pflegt und beruhigt die zu Unreinheiten neigende Haut.

Rosencreme mit Jojobaöl für normale, trockene und empfindliche Haut

3 g Bienenwachs

3 g Kakaobutter

10 g Lanolin anhydrid

30 g Jojobaöl

40 g Rosenwasser

2–3 Tr. ätherisches Rosenöl oder Geraniumöl

Eine leichte, geschmeidige Creme für die normale, die trockene und ebenso die empfindliche Haut. Verwenden Sie diese Creme im Winter (während der kalten Jahreszeit) tagsüber, sie bietet einen ausgezeichneten Schutz vor Witterungseinflüssen, trockener Luft und extremen Temperaturdifferenzen. Im Sommer sollten Sie die Creme nur hauchdünn auftragen; was nicht von der Haut aufgenommen wird, mit einem Papiertüchlein abtupfen.

Weizenkeimölcreme für empfindliche, anspruchsvolle Haut
5 g Kakaobutter
4 g Bienenwachs
10 g Lanolin anhydrid
30 g Weizenkeimöl
20 g Mandelöl
40 g Orangenblütenwasser
evtl. 3 g Bienenhonig
2–3 Tr. ätherisches Öl (z. B. Neroli, Orange, Ylang-Ylang, Melisse)

Die Weizenkeimölcreme ist reich an Vitamin E und wirkt sich günstig auf die Spannkraft der Haut aus. Zusammen mit den übrigen Zutaten hat sie eine glättende Wirkung.

Avocadocreme für reife, trockene und spröde Haut
5 g Bienenwachs
3 g Kakaobutter
10 g Lanolin anhydrid
35 g Avocadoöl
40 g Rosenwasser oder
Kräuteraufguss (Tee) mit Malve, Rosenblüten oder Lindenblüten
2–3 Tr. ätherisches Öl (Rose, Lavendel, Melisse)

Die Avocadocreme ist eine reiche, sehr vitaminhaltige Pflegecreme, speziell für die trockene und spröde Haut.

Diese Rezepturen sind Vorschläge und können beliebig abgewandelt werden. Gestützt auf eigene Erfahrungen und Beobachtungen, können Sie Ihrer Phantasie freien Lauf lassen.
Doch auch ohne synthetischen Emulgator und auch ohne Wollfett (Lanolin anydrid) lassen sich Pflegecremes herstellen.

Kokosfettcreme leichte Creme für normale und trockene Haut
3 g Kokosfett
3 g Bienenwachs
40 g Jojobaöl
40 g Blütenwasser nach Wahl oder Kräutertee
2–3 Tr. ätherisches Öl (Verbena, Rose, Melisse, Lavendel)

Das Jojobaöl (chemisch gesehen ist es ein Wachs) hat zusammen mit dem
Blütenwasser, dem Bienenwachs und dem Kokosfett eine emulgierende
Wirkung.

Fette Coldcreme Hippokrates

7 g Bienenwachs
8 g Walratersatz oder Jojobaöl
60 ml Mandelöl
25 ml destilliertes Wasser

Bis vor einigen Jahren wurde für die Kosmetikherstellung oft Walrat verwendet. Walrat ist ein Wachs, das aus der Schädelhöhle des Pottwals
gewonnen wurde. Die jahrhundertelange Verfolgung der Wale hat zu ihrer
Ausrottung geführt, der Pottwal gehört zu den vom Aussterben bedrohten Tierarten. Walrat wird heutzutage durch Palmwachse ersetzt oder wie
in der obigen Rezeptur durch Jojobaöl.
Die Coldcreme wirkt, wie dies bereits der Name sagt, auf der Haut leicht
kühlend. Durch den geringen Wasserzusatz und die gute Konsistenz der
übrigen Zutaten ist diese Creme relativ lange haltbar.
Die Coldcreme Hippokrates ist eine uralte Rezeptur; sie soll aus dem
4. Jahrhundert v. Chr. stammen.

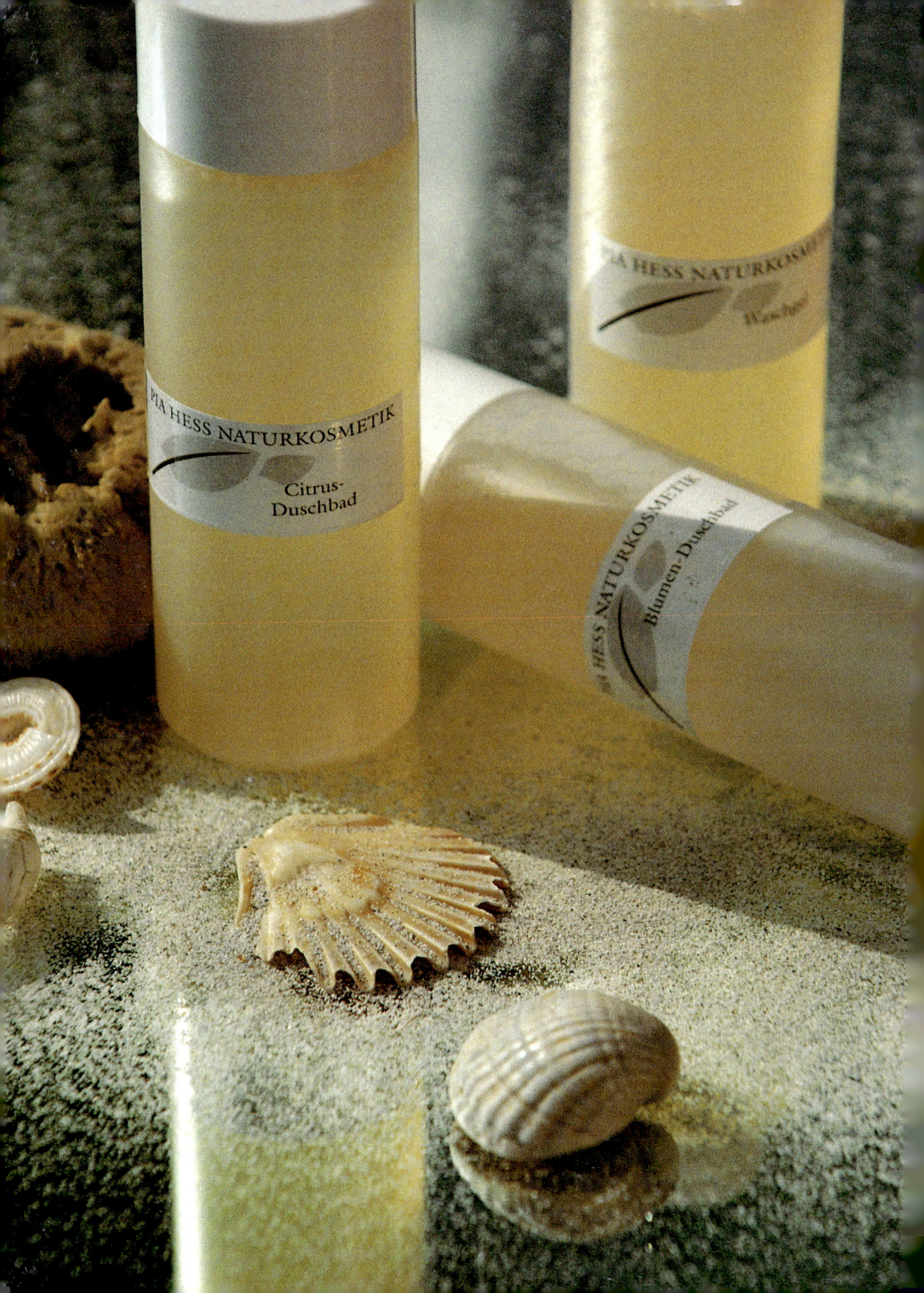

In unserem Alltag eignet sich wohl das Duschbad am besten für die tägliche Körperreinigung. Durch den Wasserstrahl wird die Blutzirkulation angeregt, was noch durch eine kurze Massage verstärkt werden kann. Gereinigt und erfrischt entsteigen wir nach ein paar Minuten der Dusche.

Dem war nicht immer so: Die römische Badekultur ist uns ein Begriff. Ausgrabungen, Zeichnungen und Texte erzählen vom Gesellschaftsbad als Ort der Freude und Geselligkeit. Im Bade wurden die Alltagssorgen abgelegt. Wasser, Seife, Öle, Wohlgerüche, Massage und angenehme Gesellschaft waren ein Genuss für Körper und Seele. Im Mittelalter erfreuten sich die öffentlichen Badehäuser grosser Beliebtheit. Neben der Reinigung mit Seife und Wasser hatten die wohlriechenden Kräuter einen wichtigen Stellenwert. Durch die Ausbreitung von Seuchen erfuhren diese gemeinsamen Badefreuden ein jähes Ende. Man stand dem Wasser plötzlich feindlich gegenüber. Besonders in Frankreich trat bei reichen Leuten die Parfümflasche an die Stelle von Wasser und Seife, um die üblen Körpergerüche zu übertönen.

Heute unterscheiden wir beim Duschen und Baden zwischen dem Fitwerden für den Arbeitsalltag und genussvoller Ruhe und Entspannung. Vom einfachen Badezimmer bis zur Luxusbadelandschaft findet sich in fast jeder Wohnung eine Variante und somit ein Ort, wo Duschen und Baden möglich ist. Das öffentliche Badehaus lebt in speziellen Formen weiter, zum Beispiel in der Sauna oder den römisch-irischen Dampfbädern.

Wenn wir die Dusche zur täglichen Körperreinigung brauchen, ist wichtig, dass wir nicht zu heiss und nicht zu lange duschen und danach eine ausgiebige Massage mit einem Körperöl oder einer Körpermilch machen. Verwenden wir ein Öl, so bildet sich durch die Feuchtigkeit der Haut eine «Pseudoemulsion», die leicht in die Haut einzieht. Ein Tip für Eilige: reiben Sie die Haut *vor* dem Duschen mit einem Körperöl ein. Unter der Dusche die Haut gründlich massieren; die oben erwähnte Pseudoemulsion entfernt den fettlöslichen Schmutz aus der Haut und ersetzt gleichzeitig das abgewaschene Fett wieder. Nach dem Abtrocknen mit wenig Kräuteressig kurz erfrischen. Das gibt ein herrliches Gefühl und nimmt Ölrückstände auf der Haut.

Ein Vollbad ist etwa einmal pro Woche angebracht. Den Zusatz wählen wir dem Hauttyp und der gewünschten Wirkung entsprechend aus. Es soll ein Pflege- und Schönheitsbad sein! Nicht zu heiss, maximal 37 °C, und etwa 15 Minuten lang baden bekommt der Haut am besten. Im Rezeptteil finden

Sie sowohl anregende wie erfrischende und entspannende Zusätze. Nach dem Bad mit pflegenden und fettenden Substanzen wie Ölen und Kleie sollte man sich nicht abduschen, da die Stoffe als natürlicher Schutz auf der Haut bleiben sollen. Ein Ölbad pflegt die Haut sehr intensiv.

Badeprodukte

Honig-Milch-Bad
1 l Milch oder die entsprechende Menge Milchpulver
150 ml Honig (z. B. Waldhonig oder Blütenhonig)

Die Milch erwärmen oder das Milchpulver in warmem Wasser auflösen, den Honig zufügen. Diese Mischung ins Badewasser geben. Dieses Bad verwöhnt und regeneriert die Haut, macht sie samtig-zart und geschmeidig.

Kräuterbäder
Für diese Bäder benötigen Sie eine grosse Menge Kräuter. Wenn Sie die Kräuter in Drogerien oder Kräuterhandlungen kaufen müssen, sind diese Bäder also relativ teuer. Aber vielleicht sind Sie ja gerade froh über eine gute Verwendung Ihrer im eigenen Garten üppig wachsenden Kräuter. Kräuterbäder können Sie auf zwei Arten zubereiten:
* als Teeaufguss: Übergiessen Sie 200–250 g Kräuter mit 3 Liter siedendem Wasser, 10–15 Minuten ziehen lassen und diesen Aufguss ins Badewasser giessen.
* Kräuter-Stoffbeutel: Die Kräuter in ein etwa 10 × 20 cm grosses Stoffbeutelchen aus Baumwollstoff (z. B. Nesselstoff/Moulure) oder Leinen geben. Eventuell ein paar Tropfen ätherisches Öl darüberträufeln. Das Badesäckchen an den Wasserhahn binden und das Wasser einlaufen lassen. Das Säckchen ein paarmal ausdrücken.
Badesäckchen können auch anstelle von Seife zur «Reinigung» der Haut verwendet werden (vor allem Kleiesäckchen, siehe Seite 142).
Die Stoffbeutel können Sie übrigens mehrmals verwenden: den Inhalt herausnehmen und kompostieren, das Säckchen gut ausspülen und zum Trocknen legen.

Morgenbad gegen unreine, schlecht durchblutete Haut
150 g Thymian, getrocknet oder frisch
50 g Rosmarin
50 g Salbei
oder
50 g Kamillenblüten
50 g Malvenkraut (Käslikraut)
50 g Ringelblumen
evtl. 50 g Weizenkleie

Erfrischendes Sommerbad
50 g Pfefferminze
Zusätzlich Zitronenscheiben ins Badewasser geben.

Entspannungsbad für erfrischenden Schlaf
50 g Rosenblüten
je 1 Handvoll Lavendel
und Lindenblüten

Beruhigungsbad bei Nervosität
50 g Zitronenmelisse
50 g Hopfen

Linderndes Bad bei rheumatischen Beschwerden, Verspannungen, Muskelkater
150 g Heublumen

Herrlich duftendes Luxusbad
Wenn Sie sich einmal ganz speziell verwöhnen möchten, gönnen Sie sich ein Bad mit zwei Handvoll frischen, duftenden Rosen aus dem Garten.

Badesalze

Badesalze bringen einen Hauch Meeresstimmung ins Badezimmer. Sie schenken prickelnde Frische durch die anregende Wirkung des Salzes, die Haut wird gut durchblutet.
Am besten geniessen Sie ein Bad mit Badesalzen abends vor dem Ausgehen oder als erfrischendes Morgenbad. Die austrocknende Wirkung kann durch das Zufügen eines Spritzers Badeöl gemildert werden. Nach der Verwendung von Badesalzen sollten Sie sich abduschen und Ihre Haut mit einem Körperöl oder einer Pflegemilch verwöhnen.

Blaue-Blüten-Meersalz
je 1 Handvoll getrocknete Malven- und Lavendelblüten
einige Kornblumenblüten
500 g grobes Meersalz

Die Blüten mit dem Salz vermischen, eventuell zusätzlich einige Tropfen Lavendelöl hinzufügen.
Für ein Vollbad benötigen Sie etwa 100 g Badesalz. Das Salz löst sich im warmen Wasser auf. Die Blüten schwimmen auf der Wasseroberfläche und geben ihren blauen Farbstoff an das Wasser ab.

Meersalz mit Algen
100 g grobes Meersalz
2 Handvoll getrocknete Algen (Naturkostladen)

Das Meersalz und die Algen vermischen, ins heisse Badewasser geben. Jetzt duftet es wirklich wie am Meer...

Algen, kombiniert mit Meersalz, haben eine entwässernde, straffende Wirkung auf die Haut. Sie beleben und harmonisieren ganz besonders die Beckenorgane.

Badeöle

100 ml Pflanzenöl (Sonnenblumenöl, Distelöl, Sojaöl)
2 EL getrocknete Kräuter (z. B. Heublumen, Lavendel, Rosen, Melissen)
10 ml Lecithin BE
10 ml ätherisches Öl (den Kräutern entsprechend)

Stellen Sie mit dem Pflanzenöl und den Kräutern einen Ölauszug her, wie auf Seite 25 beschrieben. Den Pflanzenölauszug mit dem Lecithin und dem ätherischen Öl gut verrühren.

Für ein Vollbad 1–2 TL Badeöl in die halbvolle Badewanne geben. Um eine gute Durchmischung von Wasser und Badeöl zu erreichen, noch etwas Wasser einlaufen lassen. Ätherische Öle und Pflanzenöle können sich ohne Emulgator nicht mit Wasser verbinden. Die Öle würden wie kleine Fettaugen auf der Wasseroberfläche schwimmen und könnten auch nicht von der Haut aufgenommen werden. Aus diesem Grund vermischen wir die Öle mit Lecithin, einem natürlichen Emulgator (von unseren Lieferanten mit Lecithin BE bezeichnet).

Badeöle wirken sehr hautpflegend und rückfettend. Das Eincremen nach dem Bad ist meistens nicht nötig; die Haut wird weich und geschmeidig. Das Badeöl kann auch zum Duschen verwendet werden: das Öl unter der Dusche in die nasse Körperhaut einmassieren. Auf der feuchten Haut entsteht durch die Massage eine rückfettende Emulsion. Diese eignet sich vor allem zur Pflege der trockenen Haut. Das Eincremen erübrigt sich. Für die Zubereitung der Badeöle ist es besonders wichtig, beim Kauf der Essenzen auf eine gute Qualität zu achten. Ätherische Öle sind Pflanzenwirkstoffe in konzentrierter Form. Sie duften nicht nur gut, sie haben auch grosse Heilwirkungen.

Im warmen Bad ist die Haut besonders aufnahmefähig. Ätherische Öle können in die Haut eindringen und ihre Wirkungen im Körper entfalten. Die Haltbarkeit der Badeöle beträgt etwa ein Jahr. Ätherische Öle in hoher Konzentration haben eine keimhemmende Wirkung.

Entspannende Bäder am Abend

- Lavendel: entspannend, erfrischend und ausgleichend, hilft bei Schlafstörungen, Ärger, Depression, Melancholie
- Rose: der Duft wirkt wunderbar harmonisierend bei Kummer und Traurigkeit, mildernd bei Hautallergien, trockener und entzündeter Haut

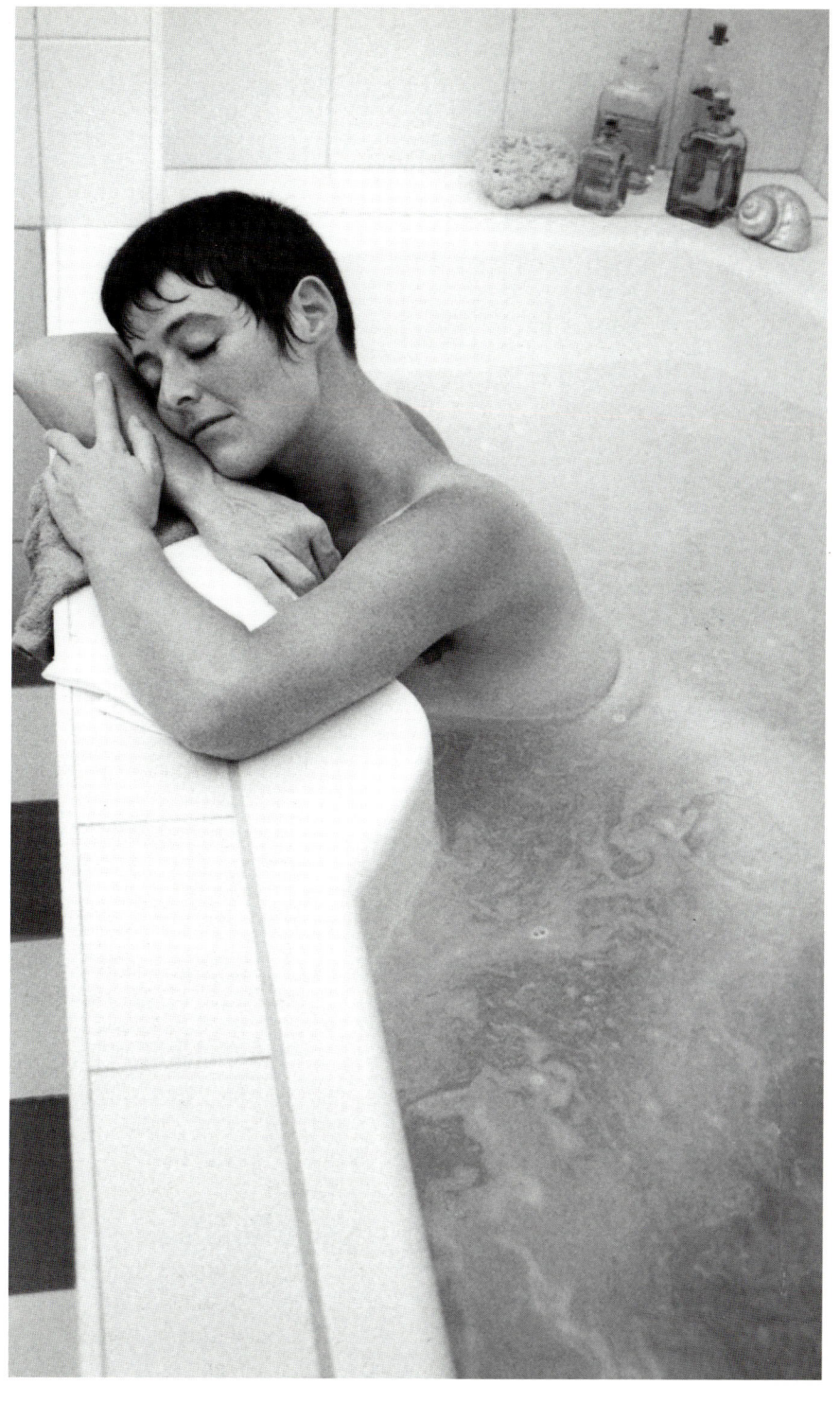

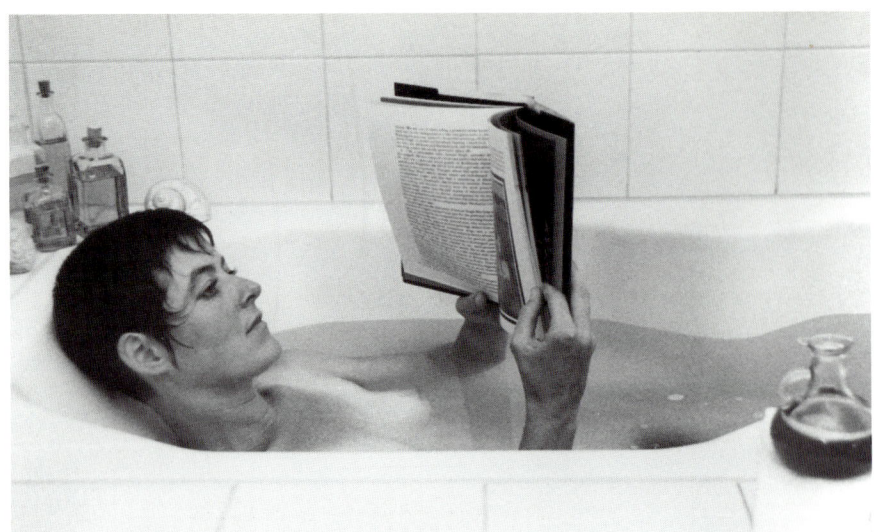

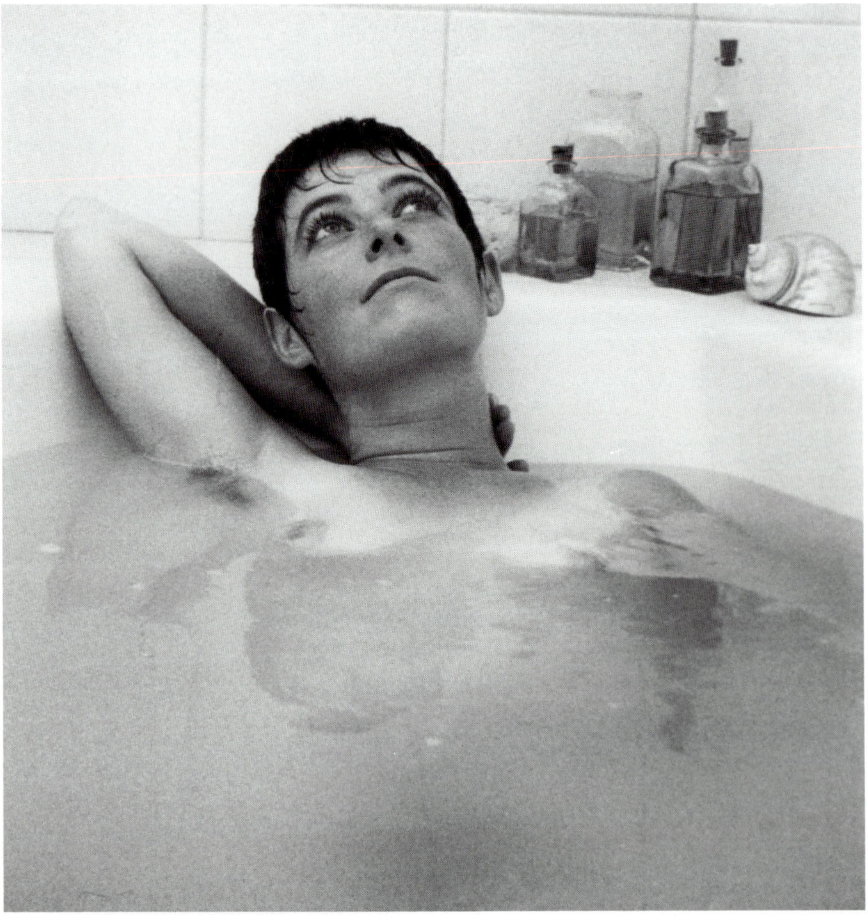

- Sandelholz: gegen nervöse Anspannung, bei extrem trockener Haut
- Mandarine: beruhigend bei Aufregung, gut für Kinder und schwangere Frauen

Erfrischende und stärkende Bäder
- Rosmarin: durchblutungsfördernd, belebend, regt den Kreislauf an (Morgenbad!), Vorsicht bei Bluthochdruck!
- Zitrone: sehr erfrischend, kühlend
- Pfefferminze: bei Müdigkeit, Energielosigkeit, kühlend, entkrampfend; Pfefferminze kann gut mit Zitrone gemischt werden.

Winterbäder
- Thymian: gut für die Atemwege, krampflösend
- Latschenkiefer: entzündungshemmende Wirkung auf die Atemwege, angenehm bei Rheuma, Gicht, Grippe
- Eucalyptus: vor allem bei Erkältungskrankheiten zu empfehlen; reinigend, schleimlösend, lindernd

Diese drei Essenzen lassen sich auch sehr gut miteinander mischen.

Honigbad
3–4 EL flüssiger Honig (z. B. Waldhonig)
ca. 15 Tr. ätherisches Öl

Der Honig wird mit dem ätherischen Öl gut verrührt und dem Badewasser zugegeben.

Honig wirkt hautpflegend und entzündungswidrig. Im warmen Badewasser löst er sich vollkommen auf. Er wirkt als natürlicher Emulgator und verbindet die ätherischen Öle mit dem Wasser. Anstelle von Honig können auch Rahm (3–4 EL) oder 1 Eigelb verwendet werden. Diese natürlichen Emulgatoren verhindern das Austrocknen der Haut und wirken rückfettend.

Duschbäder

Duschbäder werden meistens aus Tensiden hergestellt. Dies sind waschaktive Substanzen, die die Oberflächenspannung des Wassers herabsetzen, um so Schmutz besser zu lösen. Sie können aus natürlichen Fetten oder aus Erdölnebenprodukten hergestellt werden.

Seife, das klassische Tensid, wurde bereits von den alten Ägyptern durch Verkochen von Soda (= Pottasche) oder Holzasche mit Öl und Fett hergestellt. Heutzutage werden Seifen aus pflanzlichen und tierischen Fetten (Rindertalg, Schweineschmalz, Kokosfett, Palm- und Olivenöl) mit Natronlauge gesotten. Daraus entstehen die bekannten Kernseifen. Schmierseifen bestehen aus Kokosfett und Kalilauge. Diese «natürlichen» Seifen haben einen hohen pH-Wert, ca. 10,5. Dadurch quillt die Haut und lässt sich gut waschen.

Nach dem Waschen hinterlässt die Seife auf der Haut Fettsäuren, die dem natürlichen Hautfett ähnlich sind und vor dem Austrocknen schützen. Bei schlechten Seifen kann überschüssiges Kali die Haut belasten. Normalerweise kommt gesunde Haut mit dem hohen pH-Wert gut zurecht; innerhalb einer halben Stunde ist meistens der alte Hautzustand wieder erreicht. Toilettenseifen und Babyseifen enthalten rückfettende Stoffe wie Pflanzenöle und eignen sich auch in der heutigen Zeit immer noch sehr gut zum Waschen und Duschen. Die meisten Seifen enthalten keine Konservierungsmittel.

Die Herstellung von Seifen würde den Rahmen dieses Buches sprengen. Die Seifensiederei ist eine Wissenschaft für sich und vor allem wegen der stark alkalihaltigen Zutaten nicht ganz ungefährlich. Es gibt im Handel viele gute Seifenprodukte, die zudem gar nicht teuer sind.

«Syndets» (englische Abkürzung von «synthetic detergents») sind alkalifreie Seifen, die aus synthetischen Substanzen bestehen. Tenside können in flüssige Duschmittel oder auch Stückseifen eingearbeitet werden. Das Hauptargument der Werbung für Syndets ist der saure pH-Wert. Bei Seifenunverträglichkeit ist dies sicher begründet. Im Gegensatz zur normalen Seife entfetten Syndets die Haut sehr stark. Von Leuten mit trockener Haut werden sie schlecht vertragen. Syndets gibt es in fester oder flüssiger Form. Die flüssigen Syndets werden als Duschgel oder Flüssigseife bezeichnet. Ausser den Tensiden enthalten die flüssigen Syndets viel Wasser, Konservierungsmittel, Duft- und Farbstoffe.

Natriumlaurylsulfat ist ein aggressives Tensid, das immer noch sehr häufig verwendet wird. Es ist verantwortlich für viele Arten von Allergien und bewirkt eine trockene, schuppige Haut, die nach besonderer Pflege verlangt. Natriumlaurylsulfat schäumt stark, auch in hartem Wasser, und entfettet die Haut intensiv. Es ist ein billiger, dünnflüssiger Rohstoff, der einfach mit Kochsalz verdickbar ist – bis hin zum dicken Gel, das Sie aus der Tube drücken können. Jetzt stellen Sie sich dieses Tensid-Kochsalzgemisch auf Ihrer Haut vor! Zum Vergleich: Im Meerwasser sind etwa 4% Kochsalz enthalten, in Industrieduschgels können es mehr als 10% sein!

Die nachfolgenden Rezepte vermitteln Ihnen Spass am Wasserplausch und tun zugleich auch Ihrer Haut gut ...

Blüten-Duschgel
100 g Betain
2 g Xanthan
150 ml destilliertes Wasser
je 1 TL Rosen- und Lavendelblüten, getrocknet
5–10 Tr. ätherisches Öl, Rose und Lavendel
5 Tr. Zitronensaftkonzentrat oder 10%ige Zitronensäure

Das Xanthan mit einem Teesieb über das Betain verteilen und klümpchenfrei verrühren (eventuell mit dem Rührmixstab). Am besten über Nacht quellen lassen.

Das destillierte Wasser aufkochen, über die Blüten giessen und 5–10 Minuten ziehen lassen. Filtrieren und 100 ml davon weiterverwenden. Den abgekühlten Blütentee zur Betain-Xanthan-Mischung rühren. Zum Schluss das ätherische Öl und den Zitronensaft oder die Zitronensäure hinzufügen.

Dieses milde Duschgel reinigt die Haut sanft. Betain ist ein sehr mildes Tensid, das ursprünglich aus der Zuckerrübe stammt. Heutzutage wird es aber synthetisch aus Kokosfett gewonnen. Xanthan ist ein natürlicher Gelbildner. Wenn Sie dünnflüssige Duschmittel nicht stören, können Sie es auch weglassen. Zitronensaftkonzentrat oder Zitronensäure dienen zum Einstellen des pH-Wertes. Unsere Rezeptvorschläge haben einen pH-Wert von ca. 5,5.

Erfrischendes Zitrusöl-Duschgel

100 g Betain
2 g Xanthan
100 ml destilliertes Wasser
5–10 Tr. ätherisches Öl (Zitrone, Orange, Pfefferminze)
5 Tr. Zitronensaftkonzentrat oder 10%ige Zitronensäure

Betain und Xanthan miteinander verrühren, mit dem destillierten Wasser mischen, dann das ätherische Öl und den Zitronensaft oder die Zitronensäure hinzufügen.

Diese Rezeptvorschläge für Duschgels sollen als Anregung dienen. Lassen Sie Ihrer Phantasie freien Lauf und kreieren Sie eigene Duftkompositionen mit ätherischen Ölen und Kräuterauszügen. Wählen Sie dazu Ihre Lieblingsdüfte! Erfrischende Düfte sind Grapefruit, Litsea cubeba, Verbena, Zitrone, Orange, Pfefferminze; blumig duften Ylang-Ylang, Rose, Lavendel und Jasmin; einen würzigen, holzigen Duft haben Zedernhölzer, Patschuli, Sandelholz, Majoran und Rosmarin.

Pflege nach dem Bad

Nach der Dusche oder dem Bad ist die Haut sauber, gut durchwärmt und aufnahmebereit für ein Öl, eine Körpermilch oder eine wohltuende Packung. Pflegeprodukte werden von der noch leicht feuchten Haut sehr gut aufgenommen. Der vorzeitigen Alterung der Haut kann durch regelmässige sanfte Massage mit geeigneten Produkten entgegengewirkt werden. Achten Sie bei deren Auswahl nicht nur auf einen klangvollen Namen und Ihren Lieblingsduft. Was am besten in die Haut eindringt, sind die rein pflanzlichen Öle; sie sind hautfreundlich und haben ein gutes Bindevermögen. Vermeiden Sie mineralische Öle, welche die Poren verstopfen. Weizenkeim-, Sonnenblumen-, Oliven-, Distel-, Traubenkern- und Mandelöl sind reich an ungesättigten Fettsäuren und Vitamin E, dem sogenannten «Haut-Vitamin», das für eine schöne und glatte Haut unentbehrlich ist. Wenn wir noch ausgewählte Pflanzenwirkstoffe und Extrakte beifügen, erhalten wir ein Pflegeprodukt, welches belebt und erfrischt und auch dem Alterungsprozess entgegenwirken kann.

Massieren Sie nach dem Bad das Körperöl oder die Körpermilch mit grosszügigen Streich- und Kreisbewegungen auf dem ganzen Körper sanft ein – Füsse nicht vergessen! Damit keine Rückstände der Pflegeprodukte auf die Kleider gelangen, warten Sie einen Moment, oder ziehen Sie kurz den Morgenmantel an.

Körper- oder Massageöl mit Kräuterauszug
1 Teil Distelöl
1 Teil Traubenkernöl
1 Teil Mandelöl
pro 100 g Pflanzenöl etwa 1 EL getrocknete Kräuter (z. B. Lavendel, Rose, Melisse, Ringelblumen)
ätherische Öle, den Kräutern entsprechend

Bereiten Sie, wie auf Seite 25 beschrieben, einen Kräuterölauszug zu. Kräuterölauszüge eignen sich sehr gut für die trockene Haut. Sie können nach dem Duschen oder Baden oder auch nach dem Sonnenbad angewendet werden. Die im Rezept vorgeschlagenen Pflanzenöle sind besonders feinflüssig, dringen gut in die Haut ein und hinterlassen keinen Fettfilm. Selbstverständlich können auch andere Pflanzenöle oder -mischungen verwendet werden (z. B. Sesamöl, Sojaöl und Erdnussöl, Weizenkeimöl, Avocadoöl, Olivenöl, wobei die drei letztgenannten relativ fettig sind und nicht sofort in die Haut eindringen). Je wertvollere Basisöle Sie verwenden (kaltgepresste Öle von biologischer Qualität), um so kostbarer wird auch das damit hergestellte Körperöl.

Einfache Körper- oder Massageöle mit ätherischen Ölen
1 Teil Mandelöl
1 Teil Olivenöl

1 Teil Weizenkeimöl
1 Teil Avocadoöl

1 Teil Taubenkernöl
1 Teil Distelöl
ätherische Öle nach Belieben

Die beiden ersten Rezeptvorschläge enthalten gehaltvolle, relativ schwere, aber sehr vitaminreiche Pflanzenöle. Sie dringen nicht sofort in die Haut

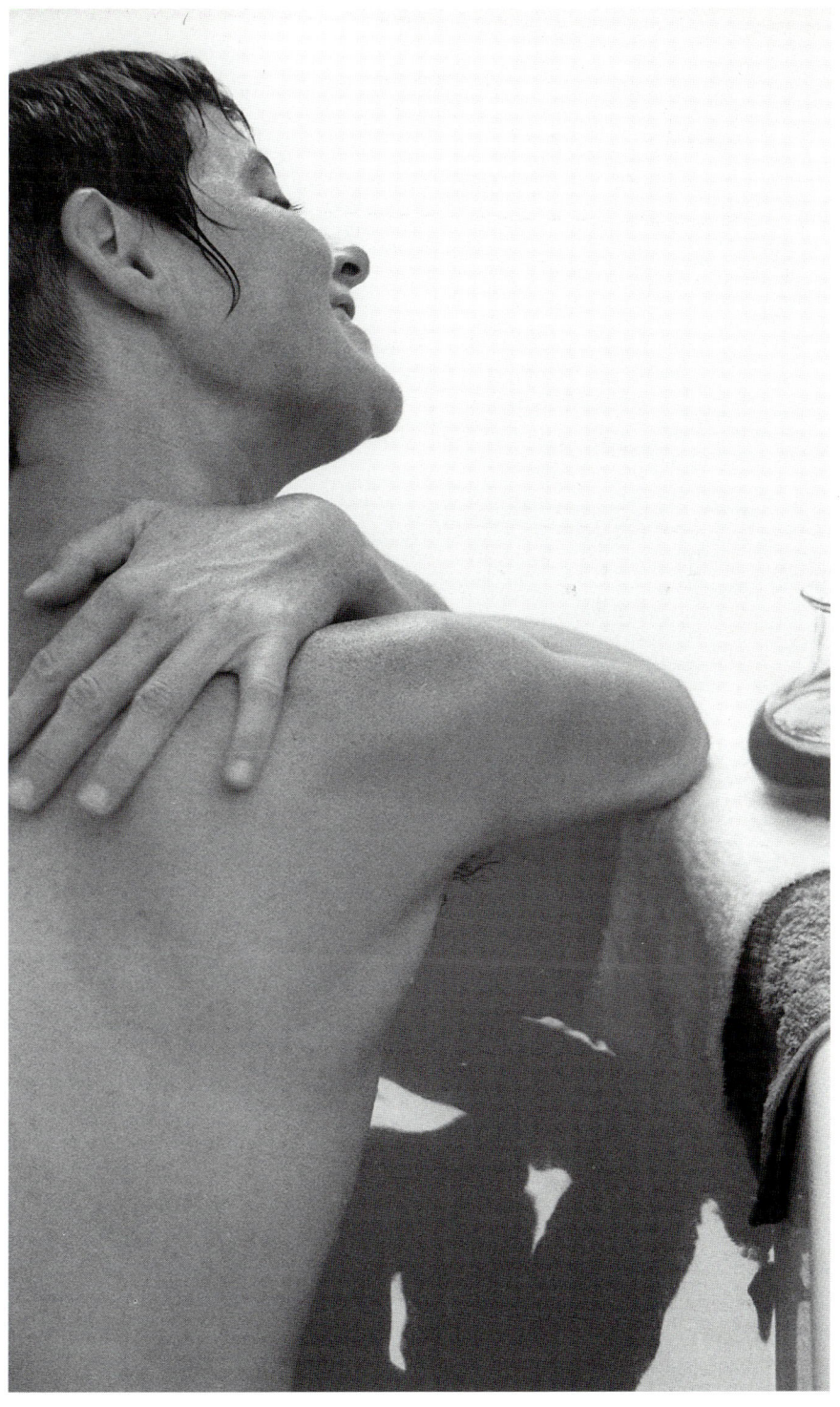

ein und hinterlassen einen leichten Fettfilm. Die dritte Mischung besteht aus dünnflüssigen, leichten Ölen, die gut in die Haut einziehen und sich bestens als Körperöl nach der Morgendusche eignen.

Die Herstellung von Körperölen und Badezusätzen ist ein Spiel mit immer wieder neuen Möglichkeiten. Die Vielfalt der Pflanzenöle und der Essenzen verlangt Kreativität und kann zu einem sehr persönlichen Dufterlebnis werden.

Efeu-Massageöl gegen Cellulitis

100 ml Sesamöl
100 ml Weizenkeimöl
1 Handvoll frische Efeublätter
3 Tr. ätherisches Rosmarinöl

Bereiten Sie, wie auf Seite 25 beschrieben, einen Kräuterölauszug zu.
Die Massage der Cellulitis-Problemzonen mit Efeuöl hilft, die Haut gut zu durchbluten. Die Öle machen die Haut weich, und das Efeu hat eine entwässernde Wirkung.

Gehaltvolles Körperöl

5 g Kakaobutter
10 g Sheabutter
50 g Jojobaöl
30 g Aprikosenkernöl
ca. 5 Tr. ätherisches Öl nach Wunsch

Kakaobutter und Sheabutter in einer feuerfesten Emaille- oder Glasschüssel über dem Wasserbad schmelzen. Die Pflanzenöle hinzufügen und weiter erwärmen, bis die Fettschmelze klar wird. Die Mischung vom Feuer nehmen und abkühlen lassen, dabei ab und zu mit einem Kunststofflöffel oder einem Glasstab umrühren. Wenn die Ölmischung auf Handwärme abgekühlt ist, mit den ätherischen Ölen parfümieren.

Dieses Körperöl wird am besten nach dem Baden oder Duschen auf die noch leicht warme Körperhaut aufgetragen. Die Mischung zieht sehr gut in die Haut ein und lässt sich ganz fein verstreichen. Aprikosenkernöl (auch Mandelöl eignet sich gut) gehört zu den besonders pflegenden Ölen. Jojobaöl ist sehr feuchtigkeitsspendend und leichtflüssig. Kakaobutter zieht gut in die Haut ein und macht sie weich und geschmeidig. Sheabutter ist ein sehr mildes Fett, das durch den Gehalt an Allantoin, Vitamin E und verschiedenen Karotinen (Provitamin A) sehr pflegend auf die Haut wirkt.

Für dieses Rezept könnte auch Lanolin anhydrid (Wollfett) anstelle von Sheabutter verwendet werden (10 g Kakaobutter und 5 g Lanolin anhydrid). Achten Sie auf gute, pestizidfreie Qualität.

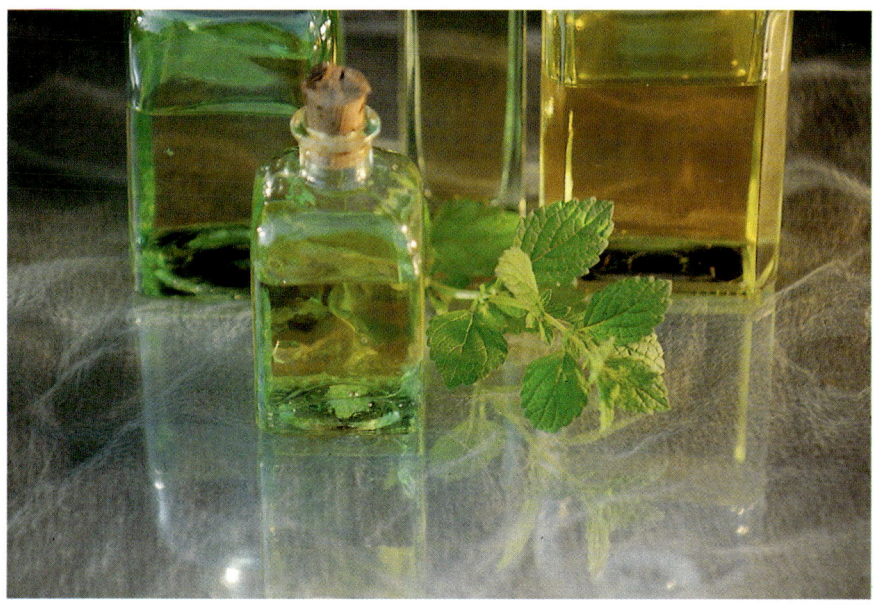

Kräuteressig

Kräuteressig wirkt sehr erfrischend und adstringierend. Der natürliche Hautsäuremantel wird auf diese Weise nach dem Bad rasch regeneriert.

300 ml Apfel- oder Obstessig (Bio-Qualität)
je 1 EL Lavendelblüten, Rosenblüten, Zitronenmelisse, Pfefferminze und Rosmarin, getrocknet oder frisch
1 EL 70%iger Alkohol
½ TL ätherisches Öl, den Kräutern entsprechend (ein Öl oder gemischt)

Bereiten Sie, wie auf Seite 26 beschrieben, einen Essigauszug her. Das ätherische Öl im Alkohol lösen und mit dem Kräuterauszug mischen. Vor Gebrauch im Verhältnis 1:3 mit destilliertem Wasser verdünnen und nochmals durch Kaffeefilterpapier klarfiltern. Am besten in eine Zerstäuberflasche abfüllen.
Nach dem Baden oder Duschen die abgetrocknete Haut mit dem Kräuteressig besprühen oder leicht einreiben. Durch die kühlende und durchblutungssteigernde Wirkung eignet sich dieser Essig auch sehr gut zur Abreibung müder Füsse und Beine.

Körpertonic mit Rosenöl

250 ml Rosenblütenwasser
10 ml 96%iger Alkohol
5 Tr. ätherisches Rosenöl

Das Rosenöl im Alkohol lösen, dem Rosenblütenwasser beifügen. In eine Zerstäuberflasche abfüllen.

Dieses sehr milde, belebende Körpertonic erfrischt Ihre Haut nach dem Duschen oder Baden.

Körpermilch

6 g Kokosfett
4 g Bienenwachs
44 g Jojobaöl
80 ml Rosenblütenwasser
ätherische Öle (z. B. Rose, Ylang-Ylang, Litsea cubeba, Verbena)

Bereiten Sie, wie bei der Herstellung der Creme, Seite 51–54, beschrieben, eine Körpermilch zu.

Diese angenehme Körpermilch spendet Feuchtigkeit und beruhigt die Haut. Sie zieht gut ein und verleiht ein angenehmes Gefühl.

Körpermilch mit Lecithin, kaltgerührt

4 g Sojalecithin
12 g Sonnenblumen- oder Sojaöl
30 g destilliertes Wasser
2 Tr. ätherisches Öl (z. B. Rose, Ylang-Ylang, Litsea cubeba, Verbena)
evtl. 1 g (2 Msp.) Xanthan

Das Sojalecithin mit dem Pflanzenöl in einem Glas, das Sie mit einem Schraubdeckel verschliessen können, gut verrühren. Das destillierte Wasser und das ätherische Öl (und, falls Sie eine etwas dickere Creme wünschen, das Xanthan) zufügen. Alles zusammen kräftig schütteln. In eine Polyäthylen- oder Glasflasche abfüllen. Haltbarkeit: 3–5 Tage. Diese Körpermilch eignet sich besonders für trockene Haut.

Körperpuder

50 g Talkum
50 g Maisstärke
5 Tr. ätherische Öle Ihrer Wahl (z. B. Blütenöle wie Lavendel, Rose, Ylang-Ylang)
evtl. 5–10 Tr. Farnesol

Talkum und Maisstärke in ein Schraubglas geben und gut schütteln. Das ätherische Öl und eventuell das Farnesol dazuträufeln und alles gut vermischen. Zum Schluss den Puder durch ein Mehlsieb oder ein Küchensieb fein sieben. In eine hübsche Glasdose abfüllen.

Pudern Sie sich den ganzen Körper nach dem Bad oder der Dusche ein. Der Puder mit Farnesolzusatz eignet sich auch als mildes Deodorant und für die Füsse.

Einfaches Deodorant ohne Alkohol

50 ml Rosenwasser
50 ml Hamameliswasser
20 Tr. Farnesol
1 TL Alkohol

Das Farnesol im Alkohol lösen, zu den Blütenwässern geben und alles gut schütteln.
Dieses Deodorant wirkt mild desodorierend und eignet sich vor allem für Leute mit empfindlicher Haut, die Alkohol schlecht vertragen. Farnesol ist ein schwach duftender desinfizierender Stoff, der vor allem in Lindenblüten enthalten ist.

Kamillen-Deodorant

100 g Hamameliswasser
30 g Kamillentinktur (siehe Seite 25)
5 Tr. ätherisches Kamillenöl
5 Tr. ätherisches Lavendelöl

Die ätherischen Öle in der Kamillentinktur lösen, das Hamameliswasser beigeben. In eine Zerstäuberflasche abfüllen.

Deo-Roll-on

50 ml destilliertes Wasser
50 ml 70%iger Alkohol
1 Msp. Xanthan
15 Tr. Farnesol
5 Tr. ätherisches Öl

Das ätherische Öl und das Farnesol im Alkohol lösen, das Xanthan dazurühren (es sollte sich möglichst gut verteilen). Zuletzt das destillierte Wasser zugeben und alles gut schütteln.
Es entsteht ein Gel, das Sie in eine Roll-on-Flasche (Flasche mit Kugelapplikator) abfüllen können (Bezugsquellen, Seite 159).

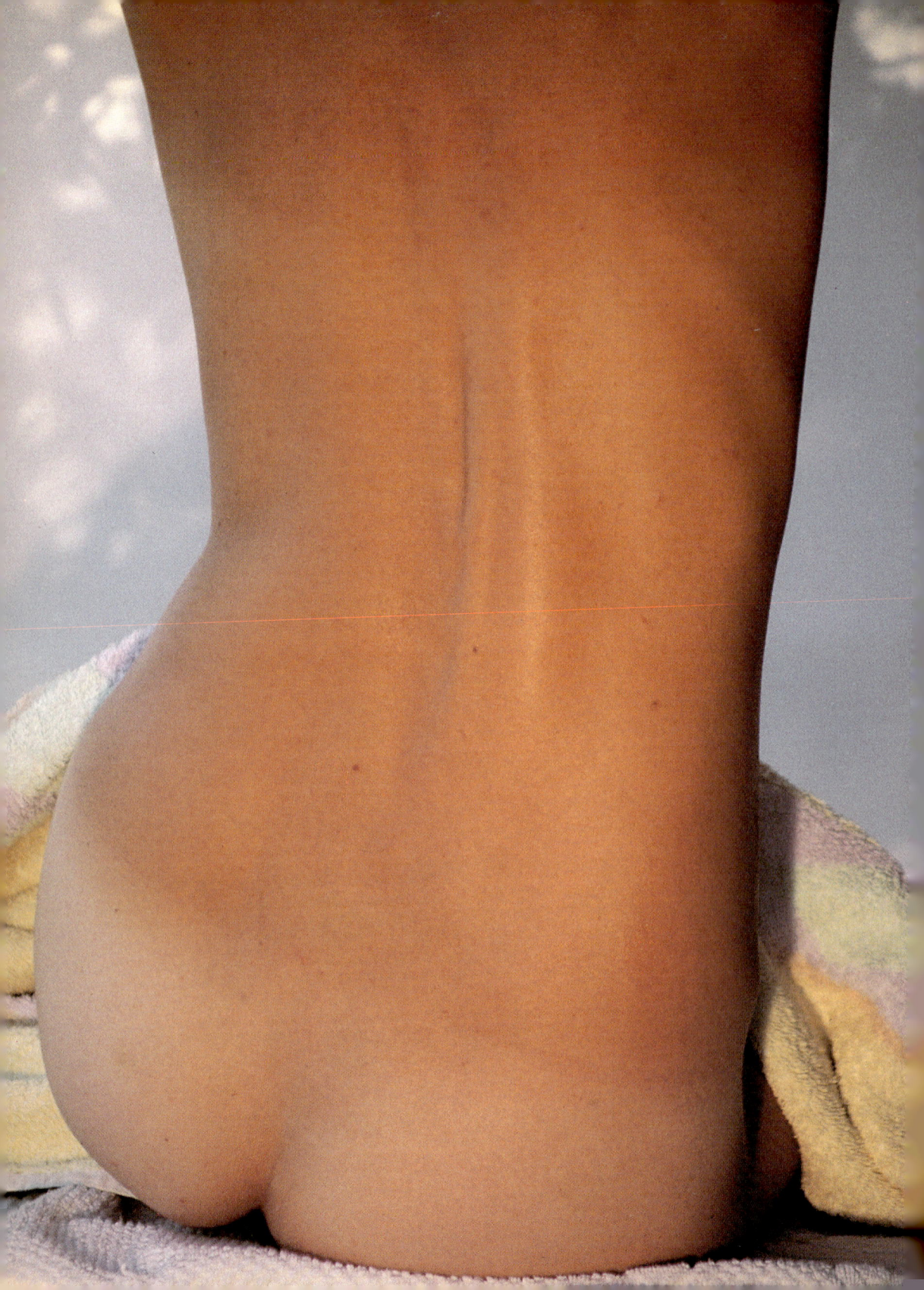

Mit schöner Haut in den Sommer

Wenn die Tage länger und wärmer werden und wir Sonne, Luft und Bewegung im Freien geniessen können, beginnen wir auch unseren Körper neu zu betrachten. Badeanzug und luftig-leichte Sommerkleider lassen uns erkennen, wo unsere Haut der Pflege bedarf. Ohne grossen Aufwand und mit geringen Kosten können Sie die tägliche Körperpflege zu einem Schönheits- und Gesundheitsprogramm ausbauen.

Bewegung im Freien oder Gymnastik beleben auch die wintermüde Haut. Körperöl oder -milch mit Pflanzenauszügen, die die Durchblutung anregen und das Gewebe straffen, lassen sich leicht selber herstellen. Massieren Sie damit regelmässig Ihre Körperhaut und ganz besonders die Füsse.

Ein sanftes Peeling entfernt die verdickte Hornschicht, die durch die Trägheit der Durchblutung und die trockene Winterluft entstehen kann. *Achtung!* Um die Haut von dem, was sich über den Winter angesammelt hat, zu befreien und die Durchblutung anzuregen, ist ein sanftes Peeling angebracht. Während der sonnenreichen Zeit gehen wir damit aber sparsam um oder lassen es ganz weg, da die verdickte Hornschicht ein Teil unseres hauteigenen Sonnenschutzes ist. Rubbeln wir sie zu stark ab, kann dies zum Austrocknen der Haut, zu Sonnenbrand oder Allergien führen.

Sanftes Peeling

3 EL Weizenmehl (Bio-Qualität), mittelfein gemahlen
2 EL Mandeln, fein gemahlen (evtl. bereits gemahlene nochmals in der elektrischen Kaffeemühle mahlen)
2 EL Trockenmilchpulver
1 TL getrocknete oder 1 EL frische Kräuter (z. B. Salbei, Pfefferminze, Thymian)

Die Kräuter mit einer Tasse kochendem Wasser übergiessen, 5–10 Minuten ziehen lassen, abseihen. Die Pulver in einer Schüssel vermischen, langsam Kräutertee dazurühren, bis eine streichfähige Paste entsteht.

Die Paste mit einem breiten Küchenpinsel gleichmässig auf Gesicht, Hals, Dekolleté, Schultern, Rücken, rauhe Hautstellen an Ellbogen, Knien und Füssen auftragen. Nach etwa 10 Minuten ist die Maske auf der Haut getrocknet. Sie wird nun mit warmem Wasser mit kreisenden Bewegungen vorsichtig abgewaschen.

Dieses Peeling eignet sich für jeden Hauttyp, auch für die empfindliche Haut.

Schutz vor der Sonne

Grundsätzlich raten wir vom Sonnenbaden ab. Besser ist es, Sonne, Luft und Wasser beim Spielen, Sporttreiben oder Spazierengehen zu geniessen. Dabei sind wir immer in Bewegung, was eine einseitige und zu starke Sonnenbestrahlung erheblich verringert und auf wenige Körperpartien beschränkt.

In der sonnenreichen Zeit unterstützen wir den hauteigenen Sonnenschutz durch gezielte Massnahmen. Verweilen wir aber längere Zeit an der Sonne, so sind Sonnenschutzprodukte mit chemischen Lichtschutzfaktoren und schützende, luftig-leichte Kleider unerlässlich! Dies gilt ganz besonders für die zarte Haut der Kinder, die oft nicht dazu zu bewegen sind, im Halbschatten zu verweilen, da dies ihrem natürlichen und gesunden Bedürfnis nach Bewegung und Freiheit widerspricht.

Unsere Haut hat einen eigenen *natürlichen Sonnenschutz*. Durch das Sonnenlicht wird sie angeregt, den wie ein Filter wirkenden Farbstoff Melanin zu bilden. Zudem wird unter Lichteinfluss die Hornschicht dicker, und es entsteht die sogenannte Lichtschwiele. Bis diese Schutzmechanismen wirksam werden, braucht die Haut aber ein paar Tage Zeit!

Wie wirkt das Sonnenlicht auf die Haut?
- UV-A-Strahlen bewirken eine direkte Pigmentierung der Haut, trocknen sie aber auch aus und können sogar Lichtschäden verursachen.
- UV-B-Strahlen dringen weniger tief in die Haut ein. Die Pigmentierung erfolgt indirekt nach einer anfänglichen Rötung. UV-B-Strahlen sind biologisch wertvoll, da sie die Bildung einer Vitamin-D-Vorstufe und deren Aktivierung bewirken. Sie sind aber auch für die vorzeitige Alterung und den Sonnenbrand verantwortlich.
- UV-A- und UV-B-Strahlen bewirken zusammen die Bildung der Lichtschwiele der Haut.

Neben ihrem natürlichen Lichtschutz besitzt die Haut auch einen komplizierten Mechanismus, um entstandene Lichtschäden zu reparieren. Bei intensiver Sonnenbestrahlung, ohne dass sich die Haut dazwischen erholen kann, oder bei zu hoher UV-Intensität kann dieser Mechanismus erlahmen, und irreparable Schäden bis hin zu Hautkrebs können die Folge sein. Daher ist es wichtig, Gefahren richtig einzuschätzen und unterstützende Massnahmen vorzunehmen!

Hier einige der häufigsten Gefahren:
- wenn die Haut noch nicht an die Sonne gewöhnt ist
- besonders empfindliche Haut
- ununterbrochene längere Sonnenbestrahlung
- Sonnenhöchststand, bedingt durch die Jahres- oder Tageszeit
- reflektierende Flächen wie Wasser, Meeresstrand, Eis und Schnee

- Aufenthalt in Höhen über 800 m ü. M. (eine Höhenzunahme von 1000 m
  kann bereits eine Erhöhung der Strahlung um 75–100% ergeben!)
- Die zarte Haut der Kinder hat oft einen zu geringen Eigenschutz!

Will man ohne Einsatz chemischer Lichtschutzfaktoren eine Schädigung
durch die Sonnenbestrahlung vermeiden, muss man:
- die Gewöhnungszeit der Haut an die Sonne berücksichtigen. Bis die
  Haut ihren natürlichen Schutz voll aufgebaut hat, heisst dies, höchstens
  15–20 Minuten sonnenbaden;
- ein natürliches Sonnenschutzöl verwenden. Pflanzenöle mit einem hohen Gehalt an ungesättigten Fettsäuren und Vitamin E haben einen
  natürlichen Lichtschutzeffekt;
- sich bei Spiel, Sport und Spaziergang bewegen, um die Gefahr eines
  Sonnenbrandes zu vermeiden;
- luftig-leichte Kleider tragen und die besonders gefährdeten Körperstel-
  len bedecken.

Bräunungsbad mit Schwarztee
1 l Wasser
2–3 EL Schwarztee

Das Wasser aufkochen und über das Teekraut giessen, 10–15 Minuten
ziehen lassen. Durch ein Küchensieb ins Badewasser giessen.
Dieses Bad hat eine angenehme Wirkung auf die müde, fahle Frühlingshaut.
Es strafft durch den Tanningehalt des Schwarztees und gibt der Haut eine
leichte Bräunung.

Sonnenschutzöl
1 Teil Sesamöl
1 Teil Avocadoöl
1 Teil Jojobaöl
evtl. einige Tropfen ätherisches Öl (ausgenommen Bergamotte und Zitrusfrüchte;
diese Essenzen fördern die Sonnenempfindlichkeit und könnten Allergien
bewirken)

Die Öle miteinander vermischen und in eine dunkle Flasche abfüllen. An
einem lichtgeschützten Ort aufbewahrt, ist dieses Sonnenschutzöl den
ganzen Sommer haltbar.
Für unser Sonnenschutzöl wählen wir pflanzliche Zutaten, die in die Haut
einziehen. Mineralische Öle (wie Vaseline, Paraffinöl) werden in der Industriekosmetik gerne wegen ihrer filmbildenden Wirkung eingesetzt. Diese
Erdölabkömmlinge bleiben auf der Hautoberfläche. Sie hemmen die
Schweissverdunstung und können somit einen Hitzestau mit entsprechenden Nebenwirkungen verursachen.

Sesam-, Avocado-, Jojobaöl, aber auch Erdnuss- und Olivenöl enthalten natürliche Lichtschutzfaktoren (zwischen 2 und 4). Sie pflegen die Haut, lassen sich gut verstreichen und schützen durch die wasserabstossenden Eigenschaften vor dem Austrocknen durch Wasser und Salz. Vorsicht! Bei intensiver Sonnenbestrahlung sonnenungewohnter Haut zum Beispiel in den Bergen und am Meer sind sie nicht geeignet!

Sonnenschutzcreme (Schutzfaktor 2–4)

4 g Bienenwachs, gelb
4 g Kokosfett
20 g Jojobaöl
10 g Sesamöl
30 g Orangenblütenwasser

Wie auf Seite 51–54 beschrieben, eine Creme zubereiten.
Wenn die Creme unter 30° abgekühlt ist, etwa 2 Tropfen ätherisches Öl (z. B. Rosenholz oder Lavendel, keinesfalls aber Bergamotte oder Zitrusfrüchte!) hinzufügen. Das Parfümieren dieser Creme ist aber nicht unbedingt nötig. Wir raten bei Neigung zu Allergien davon ab.

Hautpflege im Sommer

Längere Sonnenbestrahlung beschleunigt den normalen Alterungsprozess der Haut. Es ist daher besonders wichtig, in dieser Zeit keine reizenden Substanzen zu verwenden und die Haut sorgfältig zu reinigen, zu schützen und zu pflegen. Sie finden in den entsprechenden Kapiteln die nötigen Angaben dazu.

Quarkpackung als Sofortmassnahmen bei Sonnenbrand
Streichen Sie Naturquark (zimmerwarm, nicht direkt aus dem Kühlschrank) auf ein dünnes Baumwolltuch oder Gaze und legen sie diese auf die überwärmten oder geröteten Stellen. Die Packung soll angenehm kühlend sein, sie mildert die Entzündung und kann verhindern, dass sich die Haut nach Abklingen des Sonnenbrands grossflächig abschält. Anstelle von Naturquark können Sie auch Joghurt verwenden oder frische, in Scheiben geschnittene Tomaten.

Aloelotion hilft bei leichtem Sonnenbrand
50 g destilliertes Wasser
1 TL Aloe-vera-Pulver
1 Msp. Allantoin-Pulver
2 TL 70%iger Alkohol

Die Pulver im leicht erwärmten destillierten Wasser auflösen, den Alkohol hinzufügen. Die Lotion in eine Sprühflasche abfüllen und im Kühlschrank aufbewahren. Sie ist mindestens 4 Wochen haltbar.

Aloe vera kann die Bildung von neuen Hautzellen aktivieren. Sie befeuchtet die Haut und hält sie weich. Allantoin hat eine heilende Wirkung auf die Haut und verleiht ihr ein gesundes Aussehen. Der 70%ige Alkohol kühlt und konserviert die Lotion auf natürliche Weise. Vorsicht! Bei stärkerem Sonnenbrand soll der Alkoholzusatz besser weggelassen werden.

Körpermilch

6 g Kokosfett
4 g Bienenwachs
44 g Jojobaöl
80 ml Orangenblütenwasser
ätherische Öle (z. B. Lavendel oder Melisse)
1 Msp. Aloe-vera-Pulver

Wie auf Seite 51–54 beschrieben, eine Creme zubereiten.
Wenn die Körpermilch unter 30 °C abgekühlt ist, mit 2–4 Tropfen ätherischem Öl parfümieren. Das Aloe-vera-Pulver darunterrühren.
Eine besondere Pflege für die Haut im Sommer! Diese angenehme Körpermilch spendet Feuchtigkeit und beruhigt die Haut. Sie zieht gut ein und verleiht ein angenehmes Gefühl. Auch nach dem Baden oder Duschen kann diese Emulsion verwendet werden.

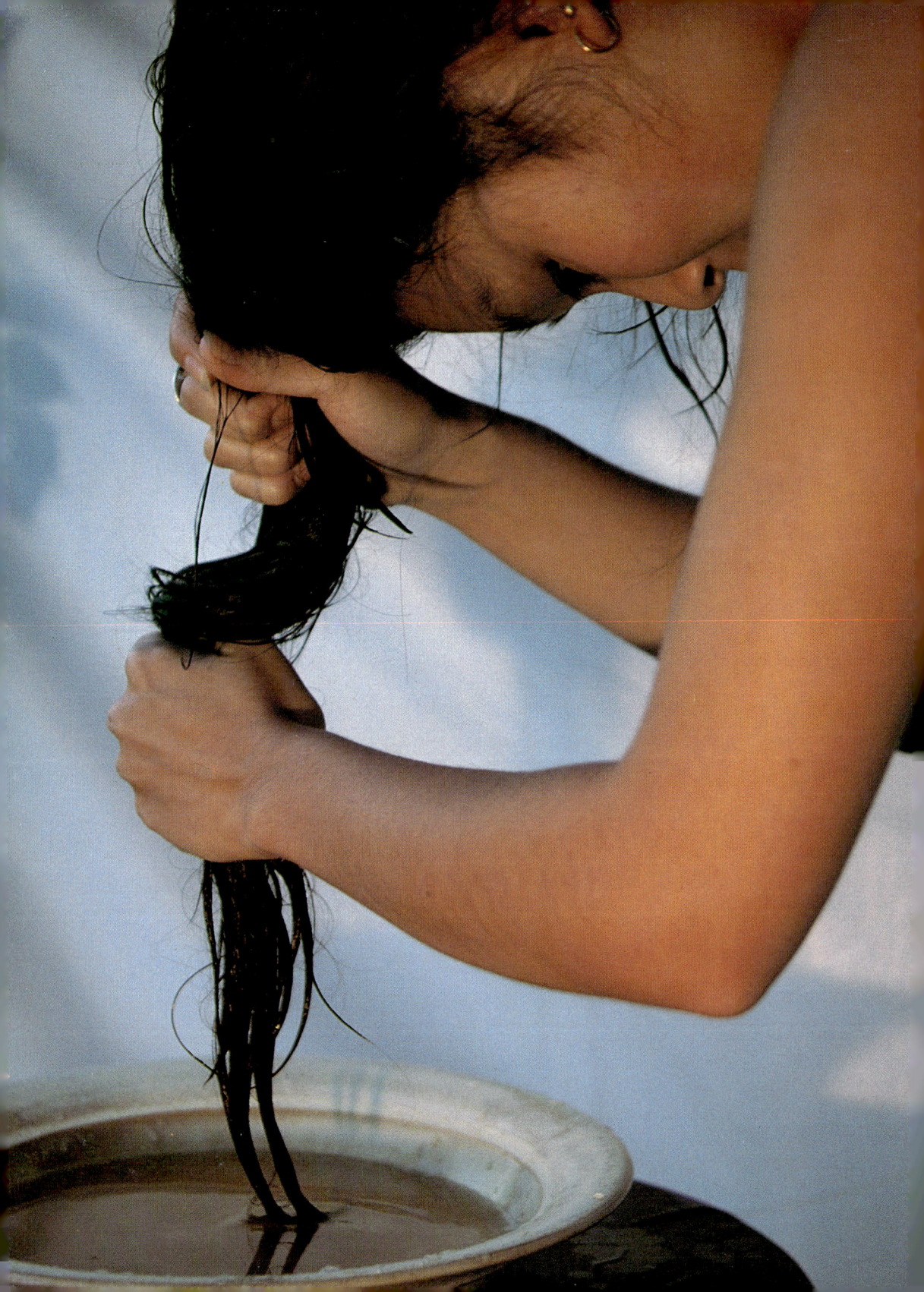

Die Magie der schönen Haare

Die Haare bestimmen das Aussehen eines Menschen wohl ebenso stark wie die Gesichtshaut, mit dem Unterschied, dass wir die Haare viel phantasievoller verändern können. Eine Tönung mit natürlichen Farben oder ein neuer Haarschnitt können dem Gesicht und damit der ganzen Erscheinung ein neues Aussehen geben. Bei guter Pflege und ausgewogener Vollwerternährung wachsen die Haare regelmässig nach, was uns die Möglichkeit gibt, uns je nach Stimmung immer wieder von neuem zu verändern. Ein Kopfhaar wächst etwa 1 cm pro Monat und fällt normalerweise nach 5 bis 7 Jahren aus. Von der Haarwurzel her wird dann ein neues Haar gebildet. Diesem normalen Haarwechsel ist es zuzuschreiben, dass eine Frau durchschnittlich 20 bis 40 Haare pro Tag verliert, ein Mann 10 bis 20.

Den Haaren wurden immer wieder magische Kräfte und symbolhafte Bedeutung zugeschrieben. Griechische Götter, Könige und Priester wurden meist mit langen Haaren dargestellt. Die Haare von Knaben wurden den Göttern geopfert. Bei den Germanen waren lange Haare ein Zeichen der Freien und Adeligen. In zerzausten und wirren Haaren sollen sich Geister und Dämonen fangen. Deshalb wurden sie gerne geflochten, um es den Dämonen zu erschweren, sich festzusetzen. Haare und Nägel gelten als Verlängerung des Körpers in die Aura, fangen Schwingungen auf und geben sie ab.

Die Haare bestehen wie die verhornten Oberhautzellen aus Keratin, der toten und nach aussen geschobenen Hornsubstanz. Zur Bildung des Haares wird die Oberhaut eingestülpt, und in die Faserschicht werden die Pigmente (Melanin) eingelagert, die dem Haar die Farbe geben. An der Bildung des Melanins sind Eisen und Kupfer beteiligt, so besteht zum Beispiel das Pigment der Rothaarigen aus einem Eiweisskomplex mit einem Eisenkern. Wie die Haut, so werden auch die Haare nur über den Stoffwechsel und den Blutkreislauf ernährt. Das in vielen Haarpflegeprodukten enthaltene Eiweiss kann das Haar verschönern, aber nicht ernähren. Das Eiweiss zur Ernährung des Haares stammt aus der täglichen Nahrung und gelangt über den Blutkreislauf zur Haarwurzel. Für ein gesundes Haarwachstum sind verschiedene Bausteine nötig, die uns eine Vollwertkost liefert. Die wichtigsten sind: Eiweissbausteine, Schwefel enthaltende Aminosäuren, die sich besonders in Milchprodukten finden, weiter eine Reihe von Mineralstoffen, Spurenelemente (Zink, Kobalt, Chrom, Magnesium und Kupfer), Vitamine und hochungesättigte Fettsäuren vom Typ der Linolsäure.

Die Ernährung hat auf die Gesundheit und das Wachstum der Haare in gleicher Weise Einfluss wie auf die Haut. Der individuelle Haartyp (Farbe, Dicke und Dichte der Haarfollikel) ist genetisch vorprogrammiert und kann nicht kosmetisch verändert werden. Wohl aber können wir durch gezielte Haarpflege, ausgewogene Vollwerternährung, genügend Bewegung und konstruktiven Umgang mit Stress und Konflikten unser Wohlbefinden ebenso wie das Aussehen des Haares beeinflussen.

Häufige Haarprobleme und ihre Behandlung

Die Erfahrung zeigt, dass fettige, spröde und trockene Haare sowie Schuppenbildung zu den Hauptproblemen der Haarpflege gehören.

Wählen Sie für die Anwendungen in Form von Tee, Tinktur, Öl- oder Essigauszug die Ihrem Haarproblem entsprechenden Kräuter. Da sich Schuppen sowohl bei fettigem wie auch bei trockenem Haar bilden können, ist die Talgdrüsensekretion entscheidend für die Wahl der Kräuter.

Geeignet für fettige Haare, mit oder ohne Schuppenbildung:
- Rosmarin: durchblutungsfördernd, erleichtert den Abfluss der Talgsekretion
- Zinnkraut: porenverengend, heilt leicht entzündliche Kopfhaut
- Thymian: desinfiziert
- Birkenblätter: tonisierend bei schuppender und fetter Kopfhaut (nicht für blondes Haar verwenden!)
- Brennesseln: durchblutungsfördernd, mild desinfizierend
- Huflattich: reguliert die Talgsekretion
- Salbei: desinfizierend
- Pfefferminze: sehr erfrischend für die Kopfhaut
- Ringelblume: entzündungshemmend, durchblutungsfördernd, adstringierend

Geeignet für spröde, trockene Haare, mit oder ohne Schuppenbildung:
- Kamille: reizmildernd, desodorierend, aufhellend für blondes Haar
- Brennesseln: durchblutungsfördernd, mild desinfizierend; getrocknet verwenden, sonst grünliche Färbung
- Rosenblüten: geben dem Haar einen angenehmen Duft
- Klettenwurzeln: entzündungshemmend, gegen schuppige Kopfhautflechten
- Kornblumen: für weisses Haar mit leichtem Gelbstich
- Ringelblumen: entzündungshemmend, durchblutungsfördernd, adstringierend

Shampoos sind in der Naturkosmetik ein ziemlich umstrittenes Thema. Die einen schwören auf Shampoos mit weisser Schmierseife (Silberseife), andere ziehen Seifenkraut- oder Panamarindenshampoos vor. Wieder andere raspeln dicke Marseille-Seifen (Kernseifen) und schmelzen sie im Wasserbad. Ich bin von all diesen Rezepturen nicht sehr begeistert.

Früher habe ich auch Seifenshampoos mit Silberseife hergestellt, bin jedoch davon abgekommen, da Silberseife selten erfreuliche Resultate bietet. Diese Shampoos reagieren durch den hohen Alkaligehalt empfindlich auf hartes Wasser. Sie flocken aus und bilden einen störenden Rückstand auf den Haaren und der Kopfhaut. Eine saure Haarspülung ist unbedingt erforderlich. Das Wasser in unserer Umgebung ist sehr kalkhaltig; dies wirkt sich doppelt nachteilig auf die Silberseifenshampoos aus. Der Aufwand der Herstellung und Anwendung steht in keinem Verhältnis zum Resultat.

Auch von Seifenkraut- oder Panamarindenshampoos rate ich ab. Obwohl dies Naturprodukte sind, die zudem noch relativ gut schäumen, haben die sogenannten Saponine eine unangenehme Nebenwirkung: Sie reizen die Augenbindehaut. Bei dauerndem Gebrauch können Saponine in die Blutbahnen gelangen und zu einer Schädigung der roten Blutkörperchen führen.

Aus all diesen Erfahrungen verwenden wir als Kompromisslösung zur Herstellung von einigen unserer Shampoos das milde Tensid Betain, einen Stoff, der ursprünglich aus der Zuckerrübe stammt, heute aber synthetisch aus Kokosfetten gewonnen wird.

Wir haben bewusst ganz einfache Rezepte ohne viele Zutaten gewählt. Ihre Haare werden möglicherweise anders reagieren, als Sie es von handelsüblichen Shampoos gewohnt sind. Wichtig ist, mit diesen Shampoos zu experimentieren – und vielleicht werden Sie sich für das eine oder andere Rezept begeistern.

Lavendelshampoo
200 ml destilliertes Wasser
1 TL getrocknete Lavendelblüten
60 ml Betain
1 TL Zitronensaftkonzentrat oder 10 Tr. 10%ige Zitronensäure
5 Tr. ätherisches Lavendelöl

Das destillierte Wasser aufkochen, über die getrockneten Kräuter giessen und 10–15 Minuten ziehen lassen, dann abfiltrieren. Von diesem Kräutertee 140 ml weiterverwenden. Den noch warmen Tee zum Betain geben und verrühren. Anschliessend Zitronensaft oder Zitronensäure und das Lavendelöl darunterrühren.

Kräutershampoo

Sie können Kräutershampoos, speziell auf Ihr Haarproblem abgestimmt, mit ganz verschiedenen Kräutern, einzeln oder gemischt, herstellen. Welche Kräuter sich für Ihre Haarprobleme eignen, ersehen Sie aus der Übersicht Seite 82.

Für ein Shampoo gegen fettes Haar und Schuppen wählen Sie als Kräuter Rosmarin, Salbei, Brennesseln und Melisse, getrocknet, im gesamten 1 EL, und als ätherisches Öl eines aus den verwendeten Kräutern. Für die übrigen Zutaten und die Zubereitung verfahren Sie wie beim oben beschriebenen Lavendelshampoo.

Hennashampoo

200 ml destilliertes Wasser
1 EL Hennapulver normal oder neutral
60 ml Betain
1 TL Zitronensaftkonzentrat oder 10 Tr. 10%ige Zitronensäure
5 Tr. ätherisches Öl nach Wunsch (z. B. Ylang-Ylang)

Das destillierte Wasser zusammen mit dem Hennapulver etwa 15 Minuten leicht köcheln lassen. Dann durch Kaffeefilterpapier oder ein grösseres, mit einer Gazewindel ausgelegtes Küchensieb filtrieren. Dies braucht etwas Zeit, lassen Sie sich dadurch nicht entmutigen. Von diesem Hennaauszug 140 ml weiterverwenden, zum Betain geben und verrühren. Anschliessend Zitronensaft oder Zitronensäure und das ätherische Öl darunterrühren.

Das Hennashampoo eignet sich bestens zur Pflege von hennagefärbtem Haar. Es bringt schöne, glänzende Reflexe in die Haare. Henna neutral für seidig glänzende Haare, Henna normal unterstützt zudem die Rotfärbung bei hennagefärbten Haaren.

Melissen- oder Kamillenshampoo mit Lecithin

200 ml destilliertes Wasser
1 TL getrocknete Kamillenblüten oder 1 EL getrocknete Melissenblätter
60 ml Betain
1 TL Lecithin CM
1 TL Zitronensaftkonzentrat oder 10 Tr. 10%ige Zitronensäure
5 Tr. ätherisches Kamillen- oder Melissenöl

Das destillierte Wasser aufkochen, über die getrockneten Kräuter giessen und 10–15 Minuten ziehen lassen, dann abfiltrieren. Von diesem Kräutertee 140 ml weiterverwenden, noch warm zum Betain geben und verrühren. Anschliessend Zitronensaft oder Zitronensäure, Lecithin und das ätherische Öl darunterrühren.

Dies ist ein besonders mildes Shampoo für trockene, feine Haare und empfindliche Kopfhaut.

Falls Ihnen ein dickflüssigeres Shampoo mehr zusagt, können Sie es mit Xanthan verdicken. Für 200 ml Shampoo brauchen Sie 2 g Xanthan, das Sie unter das Betain rühren und quellen lassen. Den wässrigen Anteil (Kräutertee) anschliessend zum Betain-Xanthan-Gemisch geben.

Cognac-Ei-Shampoo

2 grosse Eigelb
60 ml Korn oder Obstschnaps
oder 40%iges Äthanol

Alle Zutaten zusammen verquirlen und in eine Flasche abfüllen. Mindestens 2 Wochen haltbar.

Ei-Honig-Shampoo

2 Eigelb
Saft von einer Zitrone
1 TL Honig
1 EL Pflanzenöl (bei trockenem Haar)

Alles gut vermischen. Dieses Shampoo ist für den sofortigen Gebrauch gedacht.
Eier und Eigelb wurden früher häufig zur Herstellung von Haarshampoos verwendet. Das lecithinhaltige Eigelb kann das Fett der Kopfhaut emulgieren. Es bildet sich eine W/O-Emulsion, die mit Wasser ausgewaschen werden kann. Fertigprodukte rühmen sich oft mit ihrem Eigelbzusatz. Meistens enthalten diese Produkte jedoch kein Frischeigelb, sondern bereits denaturierte Eiprodukte wie Cholesterin.

Kräuterhaarspülungen

Kräuterhaarspülungen werden wie Kräutertee hergestellt (siehe Seite 23). Das gewaschene Haar mit etwa 250 ml Kräutertee spülen. Zur Verbesserung der Durchblutung die Kopfhaut mit den Fingerspitzen sanft massieren. Anschliessend das Haar nicht mehr spülen. Mit warmen Frottiertüchern ohne heftiges Trockenrubbeln schonend abtrocknen.

Kornblumenhaarspülung

Diese Spezialität empfehlen wir für weisses Haar mit leichtem Gelbstich.
1 Handvoll getrocknete Kornblumen mit ¼ l kochendem Wasser übergiessen. ½ Stunde ziehen lassen, dann filtrieren. Die Flüssigkeit gleichmässig im handtuchtrockenen Haar verteilen.

Saure Kräuterspülungen, sie werden wie Kräuteressig hergestellt, regulieren den ph-Wert und entfernen eventuelle Seifenrückstände gut aus dem Haar. Vor allem bei kalkhaltigem Wasser, aber auch bei spröden, glanzlosen

Haaren sind sie eine Wohltat. Sie machen die Haare geschmeidig, glänzend und besser frisierbar. Die Kopfhaut wird gut durchblutet.

Kräuterhaarspülung mit Apfelessig

500 ml Apfelessig (Bio-Qualität)
Schale einer ungespritzten Zitrone, mit dem Sparschäler fein abgeschält
je 1 EL Rosenblüten, Lavendel, Rosmarin und Melissenblätter, getrocknet oder frisch
1 TL 70%iger Alkohol
5–10 Tr. ätherisches Öl (Rose oder Rosenholz, Lavendel, Rosmarin oder Melisse, einzeln oder gemischt)

Wie auf Seite 26 beschrieben, einen Kräuteressig zubereiten. Nach Belieben mit entsprechenden ätherischen Ölen parfümieren und in der Wirkung verstärken. Dazu 5–10 Tropfen ätherisches Öl in 1 TL 70%igem Alkohol lösen und zum Essig mischen.
Zur Anwendung die Haare zunächst mit einem milden Shampoo waschen. Dann 100 ml der Kräuterhaarspülung mit 300 ml Wasser verdünnen und die Haare damit spülen. Auch die Kopfhaut leicht damit einreiben. Anschliessend die Haare nicht mehr mit Wasser nachspülen.

Saure Haarspülung schnelle Art

3 EL Obstessig
100 ml Wasser
Saft von einer Zitrone
evtl. 2 Tr. ätherisches Öl

Alle Zutaten vermischen. Auf die noch feuchten Haare auftragen, einige Minuten wirken lassen, dann lauwarm ausspülen.

Kräuterhaarwasser bei fettender Kopfhaut und fettigen Schuppen

je 1 EL Brennesseln, Birkenblätter, Ringelblumen und Pfefferminze, getrocknet oder frisch
100 g 96%iger Alkohol
150 g destilliertes Wasser
evtl. 2 Tropfen ätherisches Pfefferminzöl
1 TL Alkohol

Vermischen Sie den Alkohol mit dem destillierten Wasser, und stellen Sie damit, wie Seite 25 beschrieben, einen Auszug her.
Das ätherische Pfefferminzöl mit 1 TL Alkohol verrühren und gut unter den Alkoholauszug mischen. Wenn sich Fetttröpfchen bilden, filtrieren sie das Ganze nochmals durch Kaffeefilterpapier.
Bei akuten Problemen mit fettender Kopfhaut und fetten Schuppen reiben Sie damit zweimal täglich den Haarboden ein. Für diese Anwendung eignet

sich sehr gut eine kleine Pipette (Drogerie), oder Sie befeuchten die Fingerspitzen mit der Lotion und massieren den Haarboden sanft. Zur Kräftigung genügt eine Einreibung nach jeder Haarwäsche.

Haarkuren

Honig-Ei-Packung gegen trockenes, glanzloses Haar
2 EL Pflanzenöl (Mandelöl, Sonnenblumenöl)
1–2 EL Honig
2 Eigelb

Die Zutaten miteinander verquirlen, auf die gewaschenen Haare streichen. Eine Plastikhaube überziehen und ein Frottiertuch darumlegen. Mindestens ½ Stunde wirken lassen, dann gut ausspülen.

Kräuterpackung gegen sprödes Haar und trockene, schuppige Kopfhaut
100 ml Olivenöl
je 1 EL Brennesselblätter, Birkenblätter, Rosmarin, Lavendel, getrocknet

Machen Sie entweder einen Ölauszug, wie Seite 25 beschrieben, oder bereiten Sie die Packung auf die schnelle Art zu: Dazu das Öl zusammen mit den Kräutern in einer Schüssel über dem Wasserbad ½ Stunde leicht kochen lassen, dann abfiltrieren. Die Menge reicht für 2–3 Anwendungen. Dieses Kräuteröl verteilen Sie mit den Fingerspitzen auf den Haarboden und auf die Haarspitzen; ins übrige Haar möglichst wenig vom Öl geben. Eine Plastikfolie darüberlegen oder eine Plastikhaube überziehen und ein Frottiertuch darumwickeln. Die Kur möglichst 1 Stunde einwirken lassen.
Diese Kräuterpackung macht die Haare weich und gut kämmbar, sie hilft bei trockenem, sprödem Haar und trockener, schuppiger Kopfhaut. (Sie können die Packung auch mit einem Eigelb zubereiten, Anwendung wie bei der Klettenwurzelpackung, Seite 88.)

Bier-Ei-Packung stärkt glanzloses, brüchiges Haar
40 ml Bier
1 Ei

Das Ei mit dem Bier verquirlen. Auf das handtuchtrockene Haar auftragen und etwa 20–30 Minuten unter einer Plastikhaube einwirken lassen.

Haarkur mit Avocadoöl macht die Haare glänzend, weich und gut frisierbar
1–2 EL Avocadoöl
1 Eigelb

Eigelb und Avocadoöl miteinander verquirlen, auf das handtuchtrockene Haar auftragen und mindestens 15 Minuten wirken lassen. Ausspülen. In das letzte Spülwasser 1 EL Obstessig geben.

Klettenwurzelöl bei spröden Haarspitzen, gegen Schuppen und Flechten
20 g Klettenwurzeln
100 g Distelöl

Bereiten Sie, wie auf Seite 25 beschrieben, einen Ölauszug zu. Dem fertigen Klettenwurzelöl können Sie ein paar Tropfen einer duftenden Essenz hinzufügen (z. B. Lavendel oder Sandelholz).
Ein wenig Öl zwischen den Fingerspitzen verreiben und die Haarspitzen damit massieren. Auch für die Kopfhaut mit trockenen Schuppen oder Flechten ist das Klettenwurzelöl sehr hilfreich. Die Kopfhaut vor der Haarwäsche mit dem Öl massieren. Ein warmes Tuch um den Kopf wickeln und das Öl mindestens ½ Stunde einwirken lassen. Anschliessend die Haare mit einem milden Shampoo waschen.

Klettenwurzelhaarpackung für trockenes und sprödes Haar
1 Eigelb
2 EL Klettenwurzelöl
1 TL Zitronensaft
Essenzen nach Belieben

Das Öl langsam unter das Eigelb rühren, bis eine glatte Mayonnaise entsteht. Eventuell 2–3 Tropfen ätherisches Öl hinzufügen (z. B. Rosenholz, Zitrone oder Lavendel).
Zur Anwendung der Kur die Haare einmal waschen und die Packung im handtuchtrockenen Haar verteilen. Eine Plastikhaube überziehen, eventuell zur Verstärkung der Wirkung ein warmes Frottiertuch darumwickeln, und die Packung mindestens 15 Minuten wirken lassen. Anschliessend die Haare nochmals gut waschen und eventuell mit einer sauren Haarspülung (z. B. Apfelessigspülung, Seite 86) nachspülen.
Sie können auch – besonders bei trockenen Spitzen und zugleich fettem Haaransatz – die Packung *vor* der Haarwäsche auf die trockenen Spitzen verteilen und unter einer Plastikhaube einwirken lassen.
Diese Packung ist durch die nährenden Zutaten vor allem für trockenes und sprödes Haar geeignet. Auch wenn am Ende des Sommers Sonne, Meer- oder Chlorwasser ihre Spuren hinterlassen haben, kann diese Haarkur wieder zu weichem, gut frisierbarem, glänzendem Haar verhelfen.

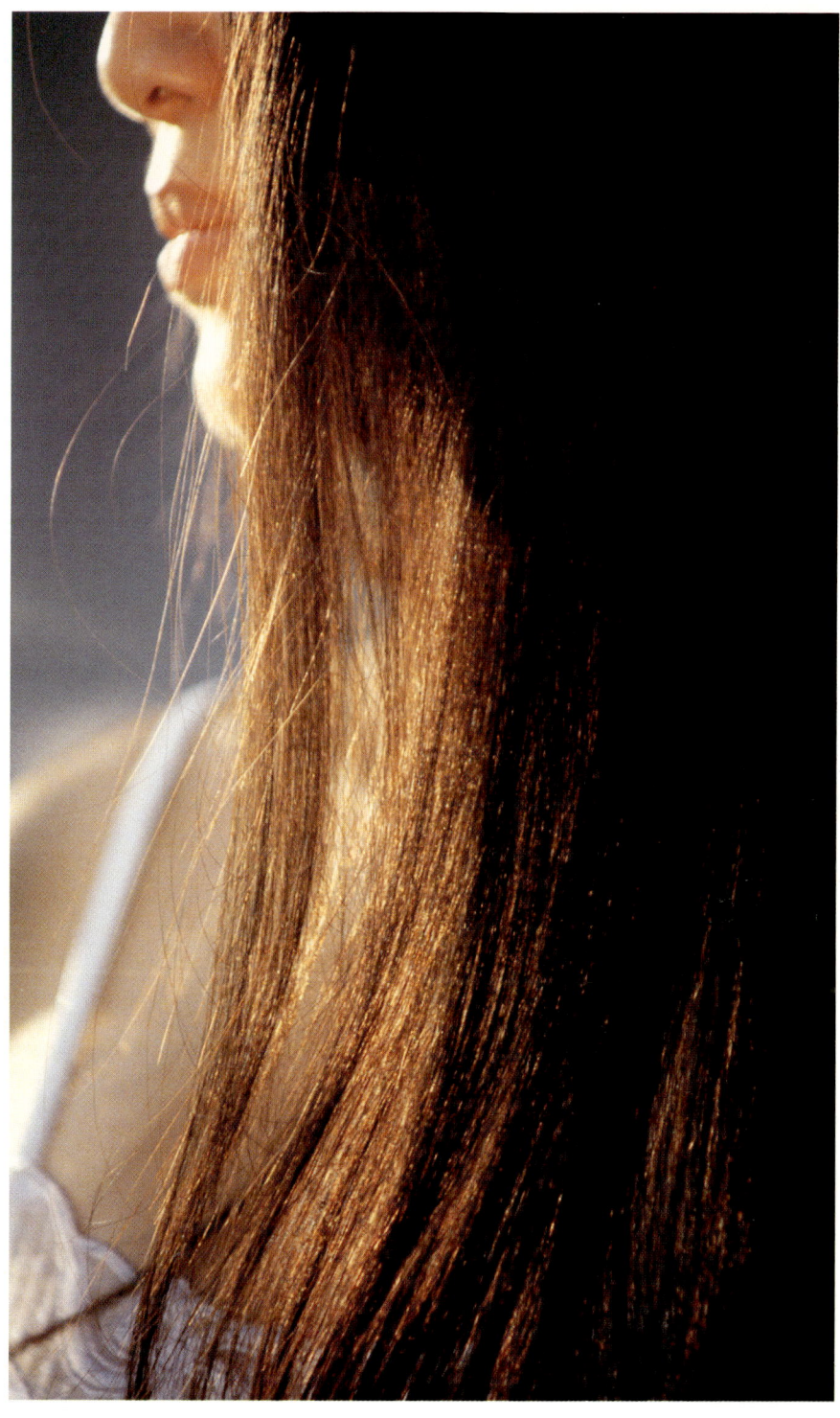

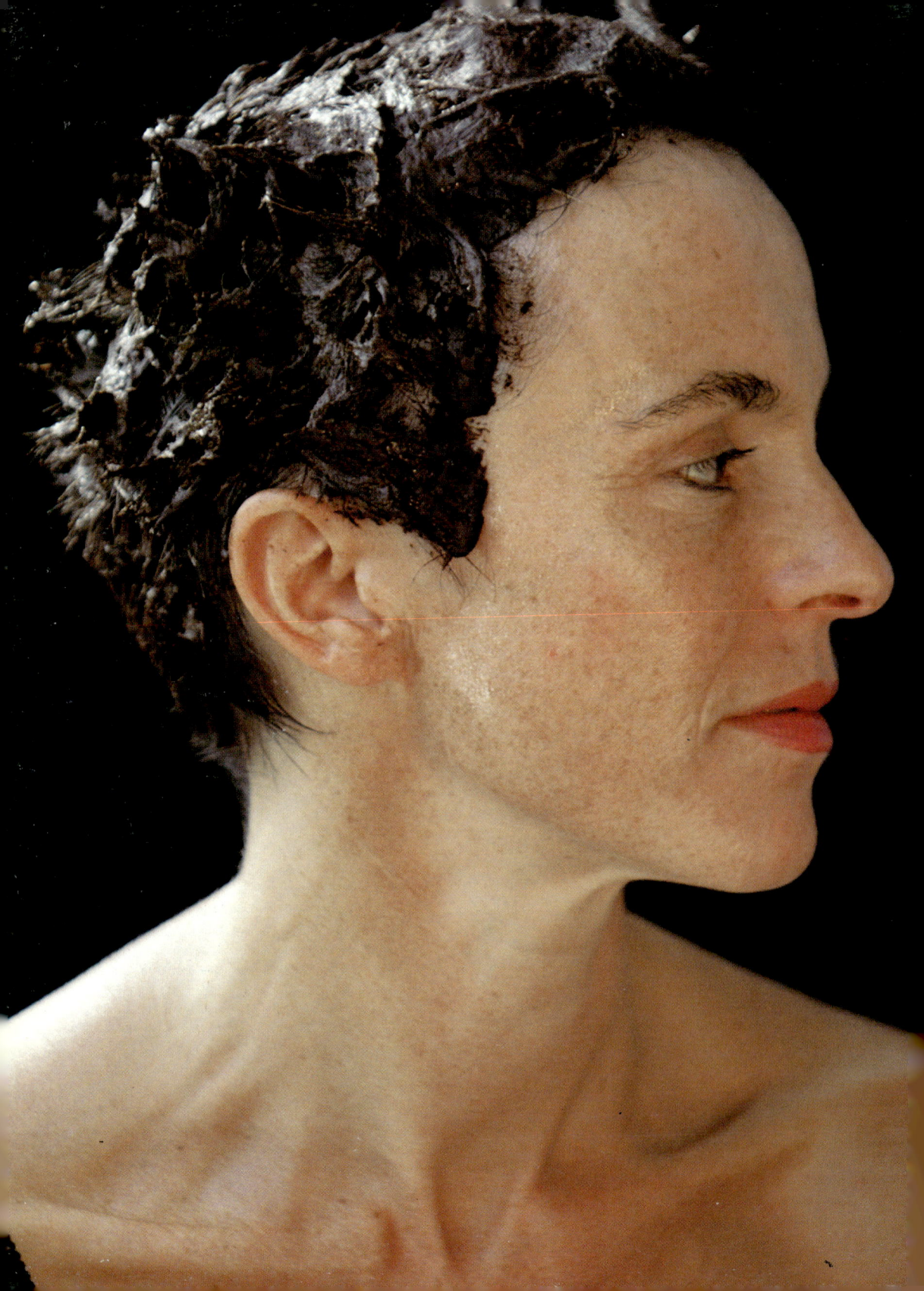

Haben Sie manchmal Lust, Ihre Haarfarbe zu betonen oder gar zu verändern? In diesem Kapitel laden wir Sie zum Spiel mit den Farben aus der Natur ein. Wir verbinden das Färben immer mit einer wohltuenden Pflege von Haar und Kopfhaut. Die Haare erhalten damit nicht nur eine schöne Farbe, sondern zusätzlich einen natürlich-weichen Glanz.

Die Farbstoffe pflanzlicher Färbemittel dringen nicht in die Faserschicht der Haare ein, sondern umhüllen die äusserste Schicht (Schuppenschicht) des Haarschaftes, des sichtbaren Teils der Haare. Deshalb ist der gewünschte Farbton immer von der ursprünglichen Farbe abhängig.

Beim Haar unterscheiden wir von innen nach aussen die Mark-, die Faser- und die Schuppenschicht. In der Faserschicht werden die körpereigenen Farbpigmente (Melanin) eingelagert, die dem Haar die Farbe geben. Die Schuppenschicht, bestehend aus verhornten Zellen, schützt das Haar vor Einflüssen von aussen und gibt ihm, solange die Schuppen fest anliegen und nicht aufgeraut sind, Glanz und Geschmeidigkeit. Um diese zu erhalten, schlagen wir Ihnen Packungen vor, die Pflege- und Farbwirkung verbinden und damit Glanz und Farbe der Haare positiv beeinflussen.

Henna heisst «rot». Dieses pflanzliche Färbemittel wurde schon vor Urzeiten von den Ägyptern verwendet. In den arabischen und asiatischen Ländern wird Henna auch heute noch zum Haarefärben und für kunstvolle Bemalungen von Handflächen und Fusssohlen gebraucht. Henna wird aus den Blättern eines tropischen Strauches (Zypernstrauch) gewonnen. Die getrockneten Blätter werden gemahlen und ergeben ein grünliches Pulver. Im Frühjahr geerntete Blätter enthalten kaum färbende Pigmente. Im Handel wird dieses Hennapulver als Henna «neutral» bezeichnet. Es enthält vor allem Gerbstoffe, die die Haaroberfläche stärken und zusammenziehen. Das Haar wird dadurch gekräftigt, erhält einen sehr schönen Glanz und gute Griffigkeit. Einige Fachleute schreiben dem Henna eine austrocknende Wirkung zu. Wir kombinieren die Anwendung von Henna daher mit einer Pflegepackung mit Eigelb und Pflanzenölen. Henna neutral wird vor allem in Shampoos verwendet oder als nichtfärbende Pflegekur für glanzlose und strapazierte Haare. Das rotfärbende Henna wird im Herbst geerntet, nachdem der Farbstoff sich in den heissen Sommertagen voll ausbilden konnte.

Im Handel ist auch schwarz-, blond- und braunfärbendes Henna erhältlich. Hier ist Vorsicht geboten: bei «Henna super» (kastanienrot) wird das Hennapulver mit Natriumkarbonat (Soda) versetzt. Dem schwarzen

Henna werden pulverisiertes Indigo und Sennesblätter beigemischt. Leider werden diese Naturstoffe oft mit billigen Blei- und Kupfersulfaten versetzt. Es ist daher wichtig, Pflanzenfarben nur in seriösen Geschäften zu kaufen.

Je nach Grundfarbe und Beschaffenheit des Haares können mit Henna die verschiedensten Rottöne erzielt werden. Auch die Dauer der Einwirkungszeit spielt für die Farbintensität eine wesentliche Rolle. Auf blonde und graue Haare angewendet, entsteht ein Karottenrot. Kastanienbraunes Haar erhält einen schönen Mahagoniton. Dunkelbraunem und schwarzem Haar gibt Henna sanfte Rotreflexe. Um die Farbwirkung im voraus zu überprüfen, färben Sie am besten zunächst eine einzelne Haarsträhne aus dem Unterhaar.

Unsere Rezepte bieten Ihnen ein Fülle von Ideen und Variationen mit natürlichen Färbemitteln. Um dem Hennarot eine goldene oder dunkle Tönung zu geben, mischen wir das Hennapulver mit 1–2 anderen Pflanzenfärbemitteln wie Walnussschalen, Sandelholz, Rhabarberwurzel oder gemahlenem Kaffee. Schwarztee oder ein Schuss Rotwein anstelle von Wasser zum Anrühren intensivieren den Farbton. Probieren Sie selber aus, was für Sie das Richtige ist. Durch unsere Rezepte erhalten Sie Grundkenntnisse und Anregungen, so dass Sie Ihrer Kreativität mit der Zeit freien Lauf lassen können.

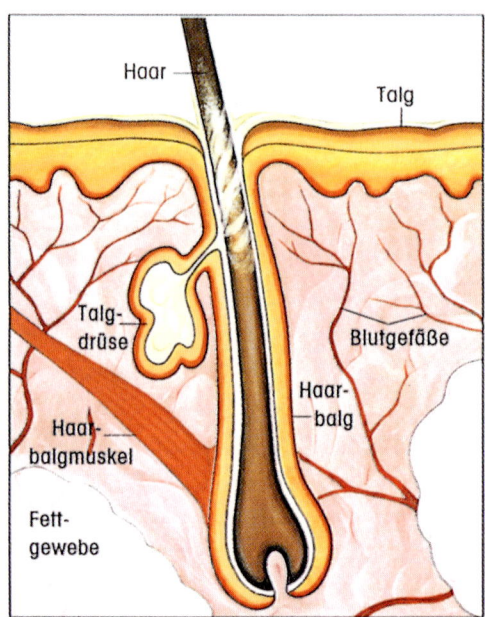

Die Talgdrüse: Sie mündet in einen Haarbalg, durch den der Talg, der für die Erhaltung des Fett-Feuchtigkeits-Mantels notwendig ist, auf die Oberfläche der Haut gelangt.

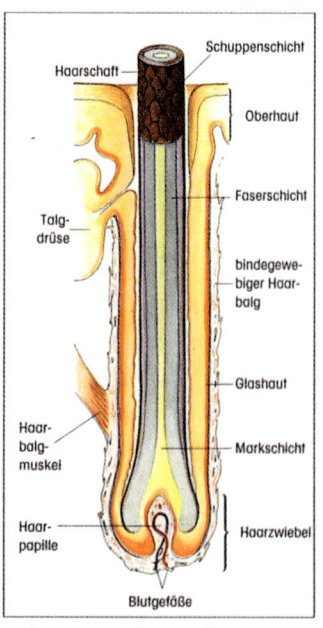

Aufbau eines Haares: Die Haare dienen dem Organismus als Wärme- und Strahlenschutz.

Pflanzenfarbpackungen

Grundrezept

6–8 EL Pflanzenfarbpulver
200–250 ml kochendheisses Wasser
1 EL Pflanzenöl (Sonnenblumen-, Oliven-, Distel- oder Avocadoöl)
1 TL Zitronensaft
evtl. 1 Eigelb

Das Wasser langsam zum Pflanzenpulver giessen, bis ein streichfähiger Brei entsteht. Diese Mischung 10–15 Minuten stehen lassen (eventuell noch etwas Flüssigkeit nachgiessen). Das Eigelb und das Pflanzenöl hinzufügen und alles gut vermischen.

Zur Anwendung zunächst rund um den Haaransatz etwas Fettcreme auftragen, damit die Haut keine Farbe annehmen kann. Plastikhandschuhe anziehen. Die Kleider mit einem alten Frottiertuch oder mit Plastikfolie schützen und den Boden vorsichtshalber mit Zeitungen auslegen. Den Pflanzenfarbbrei auf das trockene Haar oder die gewaschenen, leicht angetrockneten Haare auftragen: zuerst den Haaransatz mit einem flachen Haushaltspinsel mit Farbbrei bestreichen. Dann löffelweise den Farbbrei mit den Händen ins restliche Haar einarbeiten, bis alle Haare gut damit bedeckt sind. Mit einer Plastikhaube abdecken und ein altes Frottiertuch wie einen Turban umlegen; die Wärme unterstützt die Wirkung. Einwirkungszeit bei hellem Haar 10–20 Minuten, bei dunklem Haar 1–2 Stunden. Anschliessend die Haare gut waschen und gründlich spülen.

Mit Pflanzenhaarfarben lassen sich auch sehr schön Haarsträhnchen färben. Dazu eine Badehaube aufsetzen, in die kleine Löchlein gebohrt wurden. Dünne Haarsträhnchen durch die Löcher ziehen, mit der Haarfarbe bestreichen und einwirken lassen.

Pflanzenpulvermischungen mit Henna

4–5 EL Henna
3 EL Sandelholz
1 EL gemahlener Kaffee
Gibt mittelbraunen Haaren einen goldenen Rotton.

4–5 EL Henna
2 EL Walnussschalenpulver
2 EL Sennesblätter
Gibt mittelbraunen Haaren einen dunkelroten Haarton.

4–5 EL Henna
3 EL Rhabarberpulver
1 EL Kamillenblüten, pulverisiert
Gibt blonden und dunkelblonden Haaren einen leuchtenden Rotton.

Die Natur bietet uns neben dem Henna noch eine ganze Palette weiterer natürlicher Färbemittel. Verwenden Sie sie jeweils gemäss dem Grundrezept, Seite 93.

Walnussschalen

Walnussschalen geben braunem und dunkelblondem Haar schöne, warme Brauntöne.

Falls Sie keine pulverisierten Walnussschalen erhalten, kaufen Sie zerkleinerte, getrocknete Schalen und mahlen Sie diese in der elektrischen Kaffeemühle zu Pulver.

Heidelbeeren

Die getrockneten, pulverisierten Heidelbeeren verleihen dunkelblondem bis dunkelbraunem Haar einen leichten Seidenglanz (Ascheton). Für hellblonde Haare sind Heidelbeeren weniger geeignet, hier wirken sie zu blau.

Krappwurzeln

Pulverisierte Krappwurzeln eignen sich gut für hellblonde bis mittelblonde Haare. Es entstehen warme Brauntöne.

Rharbarberwurzeln

Aus Rhabarberwurzeln hergestellte Pflanzenhaarfarben enthalten Vitamine, Stärke und Gerbstoffe. Sie wirken dadurch sehr pflegend und kräftigend auf das Haar.

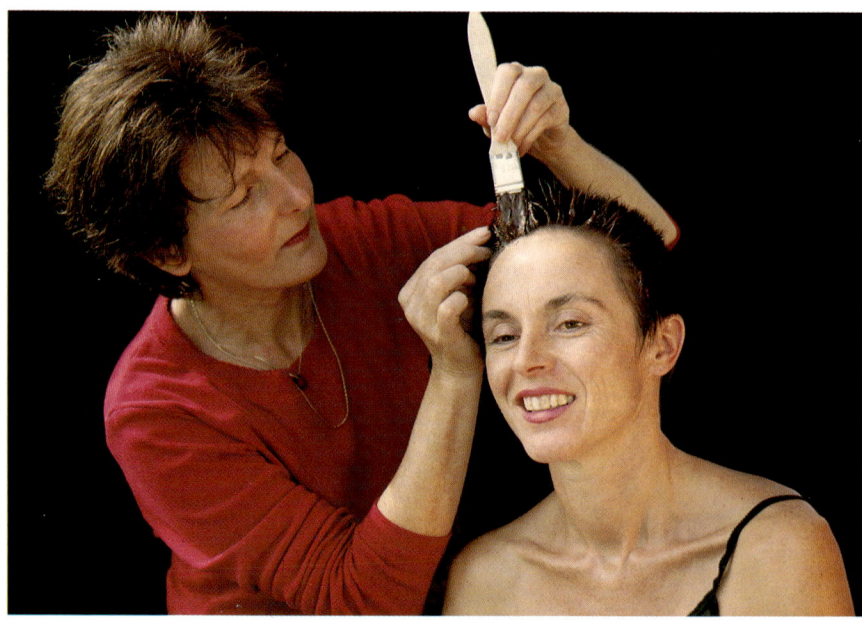

Blondes Haar erhält einen wunderschönen Goldton und einen herrlichen Glanz. Die Einwirkungszeit beträgt etwa 30–60 Minuten für einen sanfteren Ton. Versuchen Sie für ein Goldblond als Variante eine Mischung aus 3 EL Rhabarberwurzelpulver, 3 EL pulverisierter Kamille und 1 TL Safran.

Haarspülungen mit Pflanzenfarben

Mit Pflanzenfarben lassen sich auch Haarspülungen zubereiten. Falls Sie Ihre Haarfarbe auffrischen wollen, Ihnen der Aufwand des Haarefärbens aber zu gross ist, probieren Sie doch diese Variante.

Grundrezept
5 EL Pflanzenfarbpulver
400 ml Wasser
1 EL Obstessig oder Zitronensaft
evtl. 1 TL Bienenhonig

Das Wasser aufkochen, das Pflanzenfarbpulver und den Essig dazurühren. Diese Mischung 10–15 Minuten ziehen lassen, anschliessend abseihen. Je nach Wunsch Bienenhonig darin auflösen; dieser festigt das Haar zusätzlich und intensiviert die Farbwirkung. Die Haare nach dem Waschen mit dieser Lösung spülen.
Als Pflanzenfarbpulver können Sie Walnussschalen, Krappwurzeln oder Heidelbeeren verwenden, immer in pulverisierter Form.

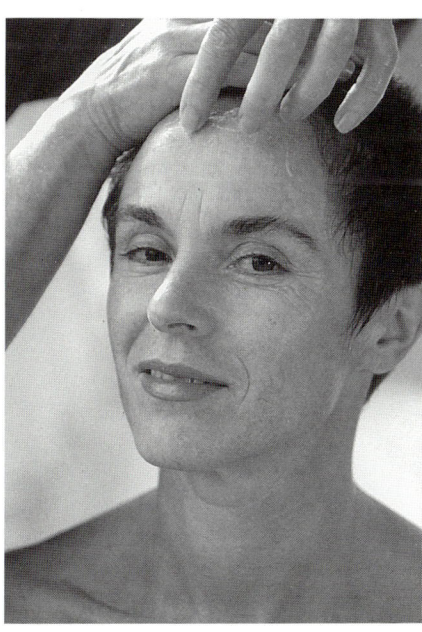
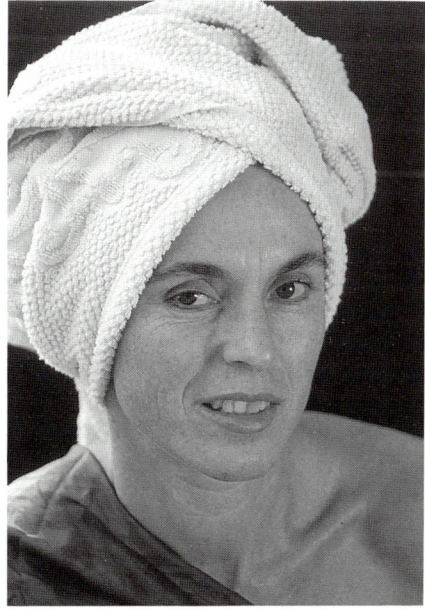

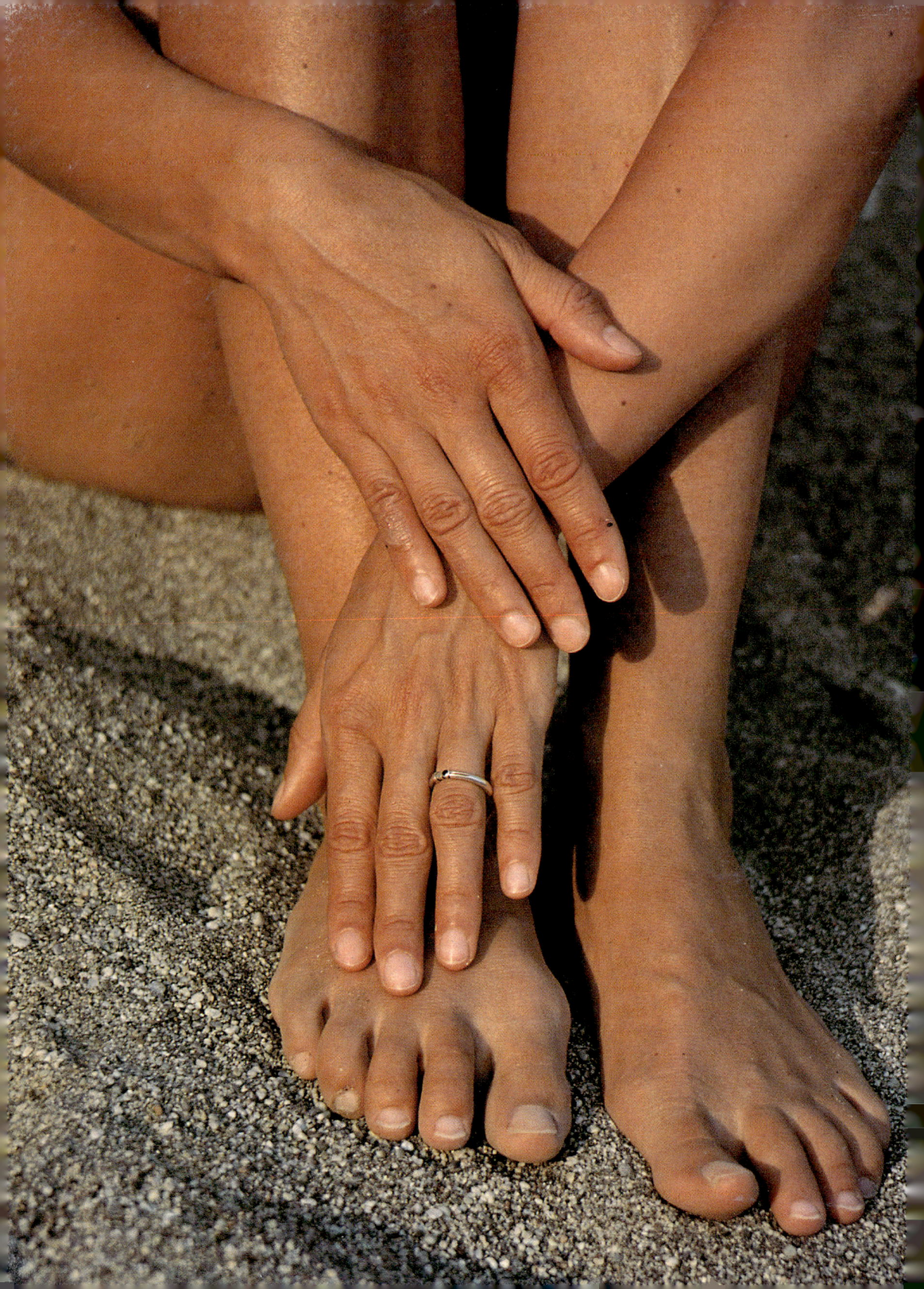

Hände und Füsse

Wie das Gesicht sind die Hände meistens unbedeckt und mit vielen Umwelteinflüssen hautnah in Berührung. Sie sind unser erstes und wohl auch wichtigstes Werkzeug und ermöglichen uns Kontakt- und Einflussnahme auf unsere Mitwelt. Deutlich erkennen wir daher an unseren Händen auch die Spuren unseres Lebens. Der Handrücken, wo wir eine sehr dünne Haut haben, ist den Einflüssen der Umwelt besonders stark ausgesetzt. Wir erkennen hier am deutlichsten den natürlichen Alterungsprozess unserer Haut.

Bei einer sorgfältigen Pflege zeigen die Hände sofort eine sichtbare Veränderung, daher lohnt es sich, diese regelmässig und gezielt durchzuführen. Was für die Hände gut ist, gilt auch für die Pflege der Füsse. Passen Sie die Pflegemassnahmen entsprechend an.

Reinigen und waschen Sie Ihre Hände mit ölhaltigen Seifen (z. B. Savon de Marseille) oder einem milden Waschgel, wie auf Seite 39 beschrieben. Die vielgepriesenen Flüssigseifen mit neutralem ph-Wert trocknen bei den meisten Menschen die Haut viel zu stark aus und machen sie anfälliger für Reizungen, Trockenheit und sogar allergische Reaktionen. Verwenden Sie nur lauwarmes Wasser, und spülen Sie die Hände am Schluss kalt ab. Cremen Sie sie nach dem Waschen so oft wie möglich ein.

Einmal pro Woche ist es angebracht, den Händen und Füssen eine spezielle Pflege zukommen zu lassen. Reinigen Sie sie gründlich und machen Sie anschliessend die unten beschriebenen Übungen. Ab und zu ist auch ein Peeling (siehe Seite 40) sinnvoll. Wählen Sie anschliessend eine Ihrer Haut angepasste Maske oder Packung (siehe Seite 109–113) aus. Vielleicht müssen Sie einige ausprobieren, bis Sie die richtige finden.

Wohltuend und belebend für müde Hände und Füsse ist auch eine Massage.

Übungen:
- Schütteln Sie die Hände mit den Fingern nach oben locker aus.
- Schliessen Sie sie zur Faust, und öffnen Sie sie wieder. Mehrmals wiederholen, dabei das Tempo steigern.
- Pressen Sie die Handflächen aneinander, und drücken Sie die Hände abwechslungsweise mehrmals langsam so weit wie möglich nach rechts und nach links. Mit den Fingern nach oben locker ausschütteln.
- Bewegen Sie alle Finger erst langsam, dann immer schneller wie beim Klavierspielen. Schütteln Sie sie dann nach unten mit einer leichten Schleuderbewegung aus.

Wie das Fussbad hat auch das Hand-Arm-Bad einen ganz besonderen Stellenwert in der Kosmetik. Seine ausgleichende und ableitende Wirkung ist für den ganzen Organismus eine Wohltat. Machen Sie abends, vor dem Nachtessen während 5–10 Minuten ein warmes Hand-Arm-Bad mit einem Kräuterauszug und massieren Sie anschliessend Hände und Arme mit einem Körperöl (siehe Seite 68–70). Nun können Sie den Abend auch nach einem anstrengenden Tag wieder geniessen.

Für eine belebende und reinigende Frühlingskur verbinden Sie Hand-Arm-Bad und Fussbad wie folgt: Sie machen am Abend ein Hand-Arm-Bad und stellen das Wasser beiseite. Am Morgen wärmen Sie es auf (ca. 35°C) und machen damit ein Fussbad. Wiederholen Sie diesen Vorgang etwa 5 Tage lang.

Kräuterauszug für Hand- und Fussbad

Für die Herstellung eines Hand- oder Fussbades stellen Sie zuerst einen Aufguss her. Eine Handvoll getrockneter Kräuter mit etwa einem Liter siedendem Wasser übergiessen und 15 Minuten ziehen lassen. Die Flüssigkeit durch ein Sieb dem Badewasser beigeben.

Das Bad sollte möglichst heiss sein und nicht länger als 10 Minuten genossen werden. Nach 5 Minuten eventuell nochmals heisses Wasser nachgiessen (im Thermoskrug bereitstellen). Nach der Erweichung im warmen Wasser lassen sich harte Stellen (Hornhaut, Schwielen) besonders gut mit einem Bimsstein oder Lavastein sanft abrubbeln.

- Rosmarin, Pfefferminze, Kamille, Melisse fördern die Durchblutung und erfrischen den ganzen Körper
- Arnika, Heublumen, Rosmarin: gegen schmerzende Füsse und Knöchel, nach langen Fussmärschen und bei Gelenkschmerzen
- Pfefferminze, Zitronenrinde, Lavendel, Eichenrinde: bei heissen Füssen und Fussschweiss (Fussgeruch), wirkt kühlend und erfrischend. Eichenrinde ist besonders wirksam, verlangt aber eine andere Zubereitung (siehe Absud, Seite 24)
- Salbei, Thymian, Eucalyptus, Kiefer (ätherisches Öl): gegen Erkältungskrankheiten
- Muskatellersalbei (ätherisches Öl): bei krampfartigen Menstruationsbeschwerden

Die Kräuter können einzeln oder gemischt verwendet werden. Von den ätherischen Ölen braucht es für ein Hand- oder Fussbad 5–10 Tropfen.

Es ist wichtig, nach dem Fussbad die Füsse gut abzutrocknen. Vor allem zwischen den Zehen könnten sich im feuchten und warmen Milieu Fusspilze entwickeln.

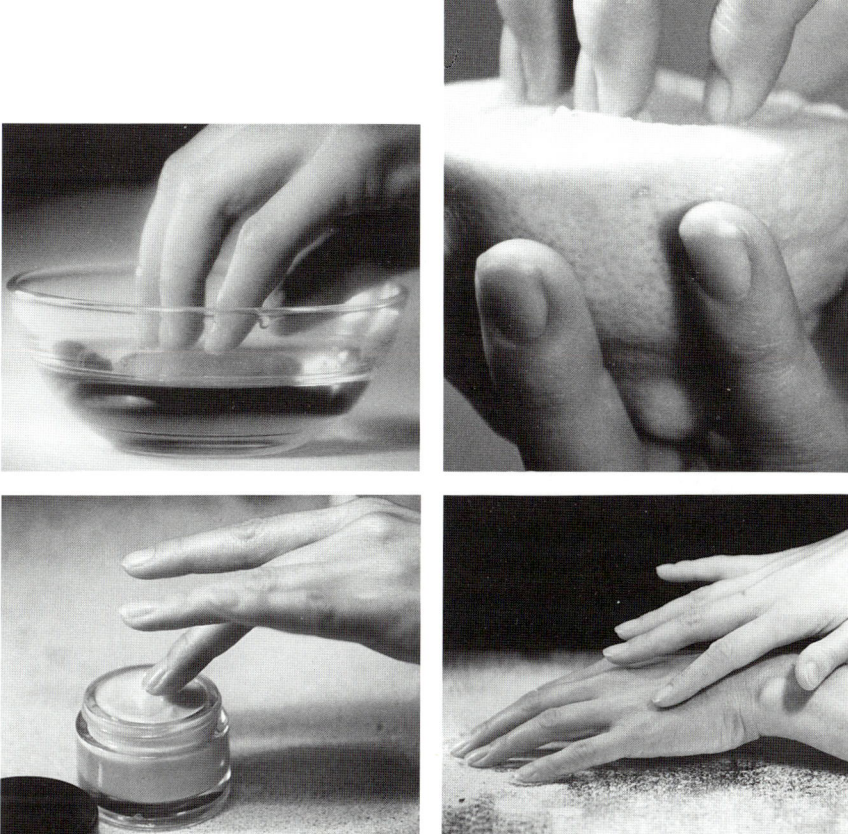

Ringelblumenhandcreme

8 g Kakaobutter

8 g Bienenwachs, gelb

40 g Ringelblumenölauszug (siehe Seite 24)

1 TL Kamillentinktur (siehe Seite 25) oder Kamillosan

Bereiten Sie, wie auf Seite 49 beschrieben, eine Salbe zu. Nach dem Erkalten die Kamillentinktur unterrühren. In einen Cremetopf abfüllen. Haltbarkeit: mindestens 6 Monate.

Diese Creme ist relativ fettig und eignet sich bestens für trockene, rauhe und rissige Hände. Sie wirkt sehr pflegend, schützend und wasserabstossend.

Gegen rissige Hände mit Schrunden empfehlen wir Ihnen, in einem Schüsselchen ein warmes Handbad zuzubereiten, dem Sie ein wenig Kamillentinktur beifügen. Darin die Hände 5–10 Minuten baden. Dann trocknen Sie die Hände gut ab und tragen eine recht dicke Schicht Ringelblumencreme auf. Ziehen Sie kochbare Baumwollhandschuhe darüber, und lassen Sie die Creme einwirken   am besten über Nacht. Die Haut wird weich und gepflegt, Rötungen und Schrunden verschwinden.

Im Haushalt gibt es viele einfache und gute Mittel zur Pflege der Hände: Das Innere der Zitronenschalen nach dem Auspressen hilft bei roten, verfärbten und rissigen Händen. Butter und Pflanzenöle wie Oliven- oder Sonnenblumenöl halten die Hände weich und geschmeidig und vermindern Risse und Trockenheit. Verdünnter Obstessig oder Zitronensaft neutralisiert zu kalkhaltiges Wasser und schützt somit die Hände vor dem Austrocknen.

Falls Sie tagsüber die Hände gerne mit etwas Leichtem, Fettfreiem pflegen – hier ein einfaches Hausrezept: 1 Tasse Milch leicht erwärmen, 1 TL Bienenhonig darin auflösen, den Saft einer halben Zitrone daruntermischen. Die Lotion schütteln und in eine Flasche abfüllen. Die einfache Herstellung entschädigt sicher für die kurze Haltbarkeit (3–5 Tage).

Und auch die Pflege der Nägel soll nicht zu kurz kommen:

Schachtelhalm-Nägelbad

3 EL Schachtelhalm (Zinnkraut, Katzenschwanz), frisch oder getrocknet, mit einer Tasse kochendem Wasser übergiessen. Den Aufguss etwas abkühlen und die Nägel 10 Minuten darin baden. Schachtelhalm ist reich an Kieselsäure und stärkt dadurch brüchige und spröde Nägel.

Olivenöl-Nägelbad

Etwas Olivenöl im Wasserbad leicht erwärmen. Das Öl in ein Schälchen giessen und die Fingerspitzen etwa 10 Minuten darin baden. Dies hilft bei trockener Haut rund um die Nägel.

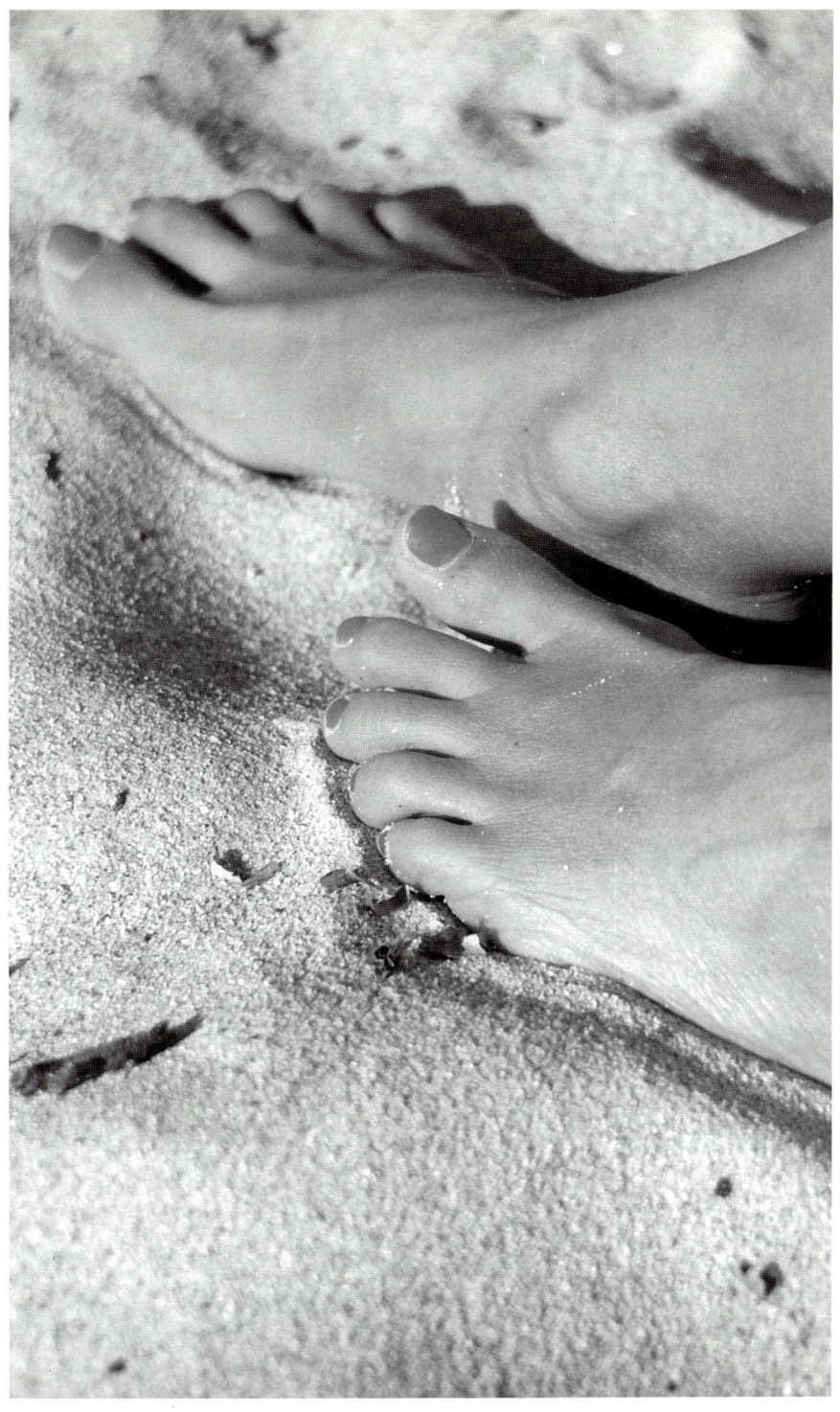

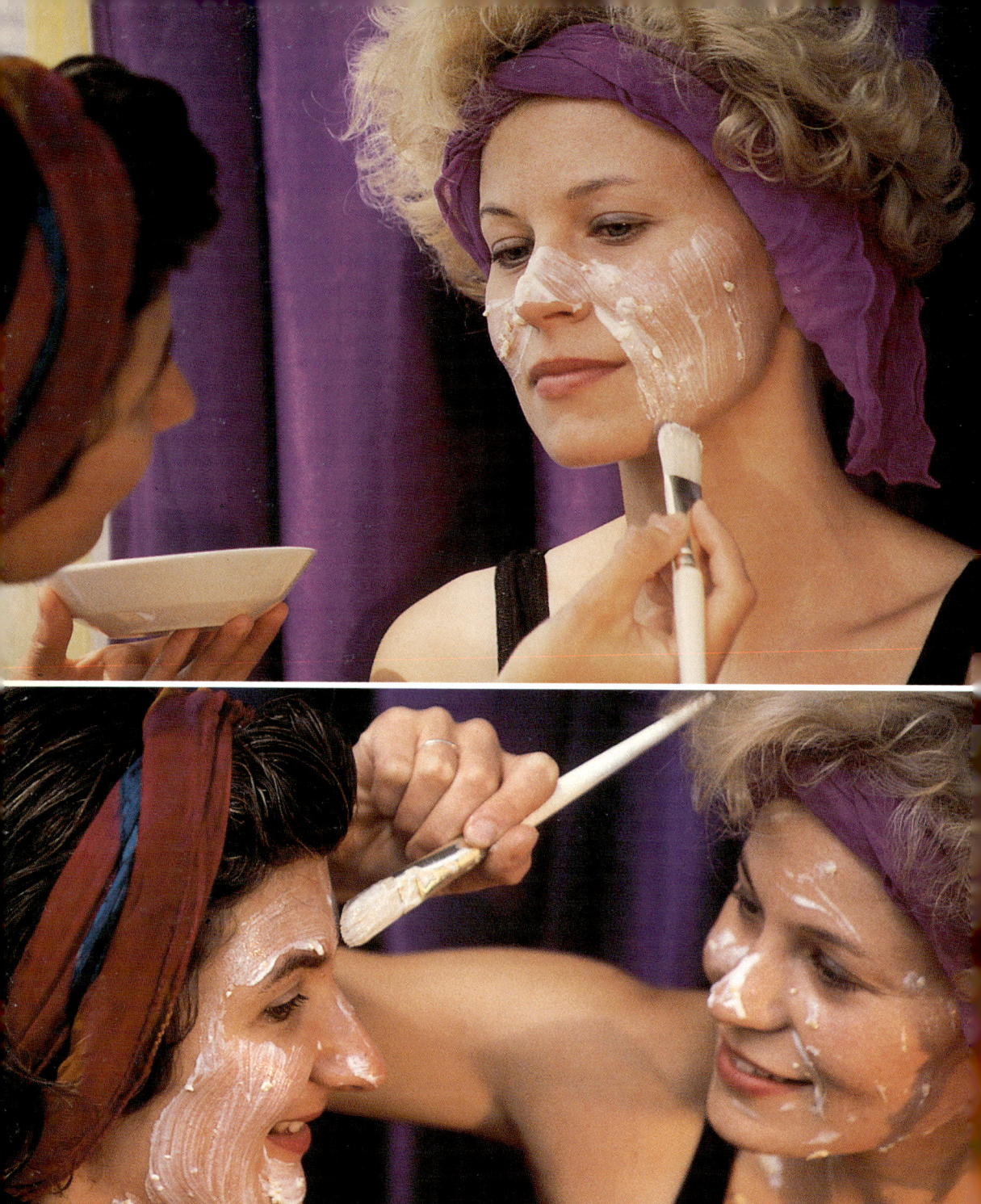

Spezielle Pflege

Für die Augenpartie, die Lippen und den Hals lohnt sich ab und zu eine spezielle Pflege. An diesen Stellen ist die Haut besonders dünn und daher wird der normale Alterungsprozess hier schneller sichtbar. Durch gezielte Massnahmen können wir dem etwas entgegenwirken. Tragen Sie an diesen Stellen Ihre Pflegeprodukte immer besonders sorgfältig auf. Benutzen Sie dazu Mittel- und Ringfinger, und geben sie möglichst wenig Druck, um die Haut nicht unnötig zu verschieben, was der Faltenbildung Vorschub leisten kann.

Augenfaltenpflege

Augencremes enthalten meistens Kollagen, Elastin oder – heutzutage besonders aktuell – zusätzlich Liposome.

Kollagen und Elastin sind Proteine, die aus billigen Schlachtabfällen von Kälbern oder Rindern gewonnen werden. Natives Kollagen stammt aus dem Bindegewebe junger Tiere. Kollagen und Elastin verdirbt sehr rasch und muss stark konserviert werden. Die Proteine bilden auf der Hautoberfläche einen Film, der Feuchtigkeit binden kann. Die einzelnen Kollagenmoleküle sind aber viel zu gross, um in die Haut eindringen zu können. Der Film der Proteine kann kleine Fältchen überdecken und die Haut durch das gespeicherte Wasser ein bisschen aufpolstern. Dieser Effekt hält höchstens so lange an, bis die Creme abends mit der Reinigungsmilch abgenommen wird... Nach dem Absetzen der Creme treten die Falten meistens noch intensiver auf als vorher.

Gewisse Firmen zerstückeln die Moleküle von Kollagen und Elastin und schleusen sie mittels Liposomen in tiefere Hautschichten. Zugleich gelangen aber auch andere, unerwünschte Wirkstoffe, wie zum Beispiel Konservierungsmittel, in die Zellen. Sie passieren die Zellmembran (Reinsche Barriere) und werden in die Zellen geschleust. Wer weiss, ob sie von den Zellen aus nicht in den gesamten Organismus gelangen? Grundsätzlich ist festzuhalten, dass die Liposome noch viel zu wenig erforscht sind, um diese Produkte leichtfertig anzuwenden.

Zur Pflege der empfindlichen Augenpartie möchten wir Ihnen einige unspektakuläre Rezepturen anbieten, die aber von der Wirkung her nicht zu verachten sind.

Augenöl

20 g Jojobaöl
10 g Karotinöl
30 g Weizenkeimöl

Alle Öle mischen, in eine dunkle Flasche abfüllen.
Pflegen Sie die empfindliche Augenpartie mit diesem Öl, klopfen Sie es sanft mit den Fingerspitzen ein. Nach etwa 10 Minuten Einwirkungszeit entfernen Sie überschüssige Fettreste mit einem feinen Papiertüchlein.

Augencreme

5 g Kakaobutter oder Sheabutter
5 g Bienenwachs
50 g Fenchelölauszug mit Mandelöl (siehe Seite 25)

Kakaobutter oder Sheabutter im Wasserbad schmelzen, das Pflanzenöl hinzufügen und rühren, bis eine klare Schmelze entsteht. In kleine Cremetöpfchen abfüllen.
Diese Creme mildert kleine Fältchen und hält die Haut rund um das Auge geschmeidig. Der Fenchelölauszug beruhigt die empfindliche Augenpartie. Die Creme eignet sich auch zur Pflege trockener, spröder Lippen.

Augengel

1 TL Fenchel
1 TL Kornblumenblüten
50 ml destilliertes Wasser
knapp 1 TL Guarmehl

Das destillierte Wasser aufkochen und über die getrockneten Kräuter giessen, 10–15 Minuten ziehen lassen. Durch Kaffeefilterpapier filtrieren. Das Guarmehl in den Kräuteraufguss rühren, die Mischung in eine Cremedose füllen und kräftig schütteln. Das Gel bildet sich unverzüglich. Kühl aufbewahrt ist es etwa 1 Woche haltbar.
Dieses Gel eignet sich sehr gut zur Sommerpflege der empfindlichen Augenpartie und kann morgens und abends angewendet werden. Es befeuchtet die Haut, ohne zu fetten, und strafft auf sanfte Art. Im Winter, bei trockener Luft und Kälte empfehlen wir Ihnen eher die Augencreme oder das Augenöl.

Fenchelaugenwasser

1 EL Fenchelsamen
50 g destilliertes Wasser
10 g 70%iger Alkohol
50 g Hamameliswasser

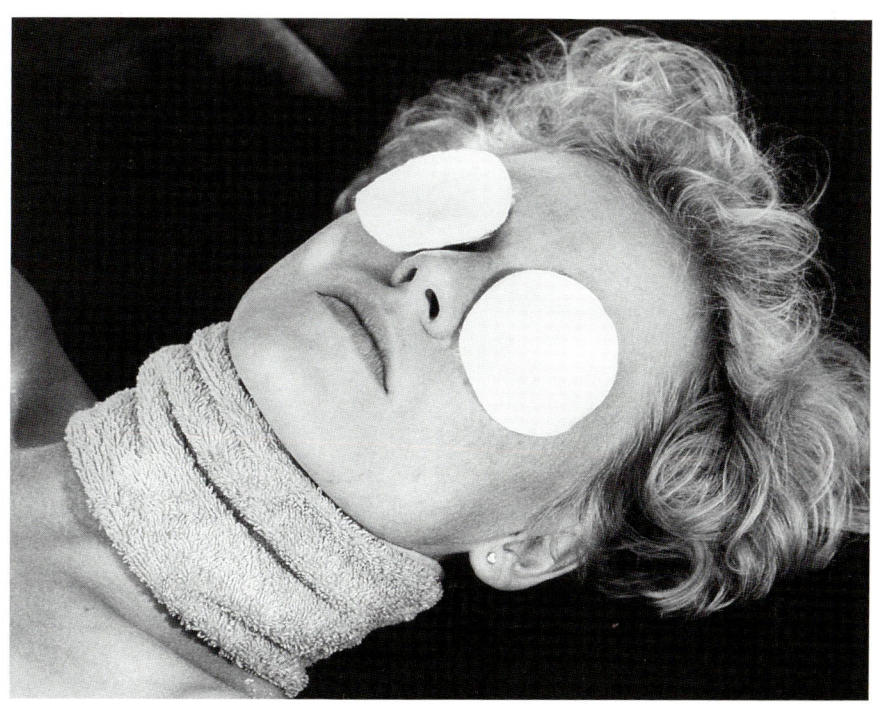

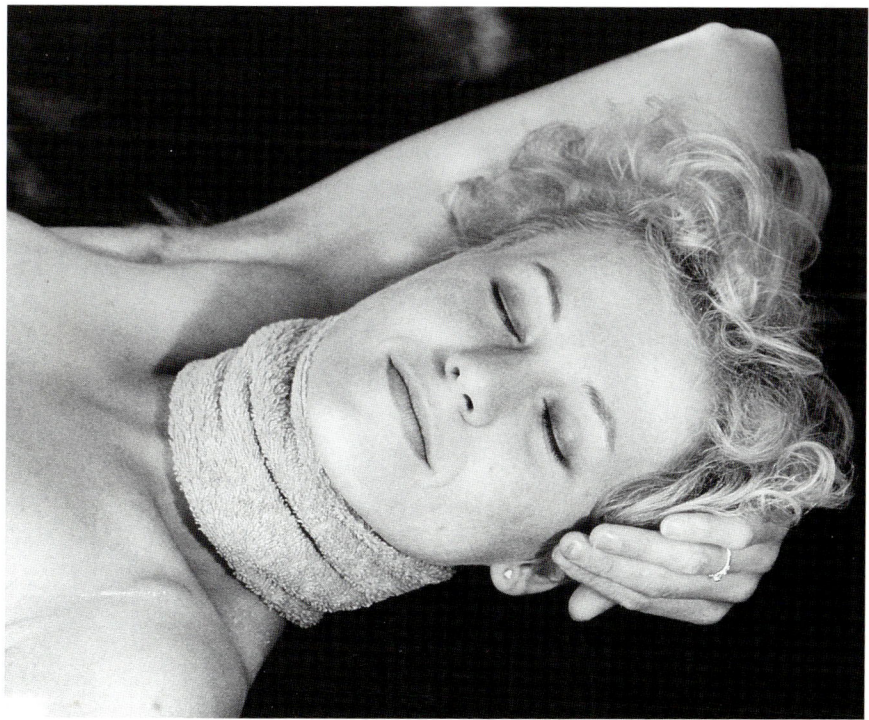

Die Fenchelsamen mit einem Mörser etwas zerstossen. Das destillierte Wasser aufkochen und über die Fenchelsamen giessen, 10 Minuten ziehen lassen, dann filtrieren. Den Alkohol und das Hamameliswasser beifügen. Das Fenchelwasser in eine dunkle Flasche abfüllen und kühl aufbewahren. Wenn Ihre Augen vor Müdigkeit und Überanstrengung schmerzen oder auch die Lider geschwollen sind, träufeln Sie etwas von dieser Lotion auf zwei Wattebäusche und legen Sie diese auf die Augen. Dazu sollten Sie sich hinlegen, entspannen, schöner Musik lauschen ... Fenchel hat leicht desinfizierende Wirkung und mildert Entzündungen.

Kräuteraugenkompressen

1 TL getrocknete Kräuter
100 ml destilliertes Wasser

Für Augenkompressen ebenso wie für Augenbäder eignen sich als Kräuter Kornblumen, Augentrost, Fenchel und Petersilie, einzeln oder gemischt. Das Wasser aufkochen, über die Kräuter giessen, 10 Minuten ziehen lassen, dann filtrieren. Wattebäusche oder Watterondellen mit dem Tee tränken und auf die Augen legen. Augenkompressen können Sie sehr gut während eines entspannenden Bades oder mit einer Maske auf dem Gesicht geniessen.
Eine noch einfachere Variante ist, 2 Teebeutelchen (Pfefferminze oder Fenchel) kurz in siedendes Wasser zu tauchen, etwas abkühlen zu lassen und auf die Augen zu legen.
Kamillentee oder Borwasser empfehlen wir Ihnen nicht für Augenkompressen oder Augenbäder. Sogar wenn Sie den Kamillentee filtrieren, könnten feine Partikelchen der Kamillenblüten ins Auge gelangen und zu Reizungen führen.
Borwasser reizt ebenfalls die Augenbindehaut. Es kann von der Schleimhaut resorbiert werden, in den Körper gelangen und sogar zu Vergiftungen führen. Bor wurde früher häufig als Desinfektionsmittel eingesetzt. Für die Babypflege besteht jetzt die Pflicht des Warnhinweises.

Lippenpflege

Lippenbalsam

10 g Bienenwachs
10 g Kakaobutter (oder Sheabutter)
10 g Jojobaöl
10 g Mandelöl
1 TL Honig
evtl. 1–2 Tr. ätherisches Öl (z. B. Melisse oder Lavendel)

Die Kakaobutter oder Sheabutter und das Bienenwachs über dem Wasserbad schmelzen. Die Öle (Sie können auch nur ein Pflanzenöl verwenden, dann jedoch 20 g) hinzufügen. Wenn eine klare Schmelze entstanden ist, den Honig beifügen. Das Becherglas aus dem Wasserbad nehmen und die Mischung gelegentlich umrühren. Das ätherische Öl dazuträufeln, in kleine Cremetöpfe giessen.
Dieser Balsam pflegt trockene, rissige und spröde Lippen und ist ein idealer Kälteschutz.

Lippenpomade, Lippenglanz
1 g Carnaubawachs
1 g Bienenwachs, weiss oder gelb
10 g Mandelöl
20 g Rizinusöl
1 Msp. Farbpigment oder 1 cm Lippenstiftrest
evtl. 1–2 Tr. ätherisches Öl (z. B. Rose)

Die Wachse im feuerfesten Becherglas über dem Wasserbad schmelzen, die Pflanzenöle zufügen. Wenn die Schmelze klar ist, das Farbpigment oder den Lippenstiftrest beigeben und gut verrühren. Das ätherische Öl in ein kleines Cremedöschen träufeln, mit der Wachs-Öl-Mischung aufgiessen. Tragen Sie diesen Lippenglanz mit den Fingerspitzen oder einem Lippenpinsel auf.

Pflege des Halses

Gerade der Hals ist ein Stiefkind der Pflege und wird oft vernachlässigt. Ölwickel können Falten und Furchen mildern und halten die Haut geschmeidig. Auch die im folgenden beschriebenen Packungen (z. B. mit Quark, Banane, Avocado, Rahm, Kartoffeln) eignen sich gut für die Halspflege.

Ölwickel
40 ml Weizenkeimöl (oder Olivenöl oder Mandelöl) über dem Wasserbad erwärmen. Eine Gazewindel mit dem Öl tränken, eine Lage trockene Gaze darüberlegen. Um den Hals legen und einen Seidenschal darumbinden. Diesen Wickel mindestens 1 Stunde, am besten über Nacht, wirken lassen. Anschliessend erfrischen Sie die Haut mit einem milden Gesichtswasser.

Packungen und Masken

Packungen erfrischen, beleben, reinigen die Haut und können mit entsprechenden Zutaten entzündungshemmend wirken. Sie werden aus feuchtigkeitsspendenden Materialien, die auch meist schon in der Küche vorhanden sind (Quark, Naturjoghurt, Ei, Rahm), hergestellt. Diese Zutaten füllen die

Haut mit Feuchtigkeit an und lassen sie deshalb für eine Weile prall erscheinen.

Packungen sind cremige Massen, die auf der Haut weich und geschmeidig bleiben und nicht antrocknen. Nach 15–20 Minuten Einwirkungszeit lassen sie sich mit einem feuchten Tuch entfernen. Masken dagegen trocknen auf der Haut an und erstarren nach einer Einwirkungszeit von 10 bis 15 Minuten. Sie wirken stark durchblutend, was einen rosigen Teint bewirkt, und straffen die Haut. Je nach Zutaten können Masken auch eine belebende, beruhigende oder reinigende Wirkung haben. Masken mit Tonerde straffen die Haut besonders stark und eignen sich vor allem bei fetter, schlecht durchbluteter Haut und Aknehaut.

Reinigen Sie zuerst das Gesicht mit einer Reinigungsmilch oder einem anderen Reinigungsmittel Ihrer Wahl. Am besten ist die Tiefenreinigung mit einem Kräuterdampfbad (siehe Seite 44). Dann tragen Sie die angerührte Maske mit einem Haushaltpinsel auf das Gesicht – die Augenpartie aussparen – und den Hals auf. Masken und Packungen entwickeln ihre Wirkung am besten, wenn Sie sich 15–20 Minuten bequem hinlegen. Nutzen Sie diese Zeit zur äusseren und inneren Entspannung. Bei dieser Gelegenheit können Sie auch Ihre Augen verwöhnen: Tauchen Sie zwei Wattebäusche in die Flüssigkeit des Kräutergesichtsdampfbades oder bereiten Sie sich speziell einen entsprechenden Kräutertee zu (siehe Augenkompressen, Seite 106). Zum Entfernen der Maske tauchen Sie ein Tuch in das Wasser des Dampfbades oder in warmes Wasser und weichen die Maske damit kurz auf. Ohne Zerren und Reiben kann sie dann abgenommen werden.

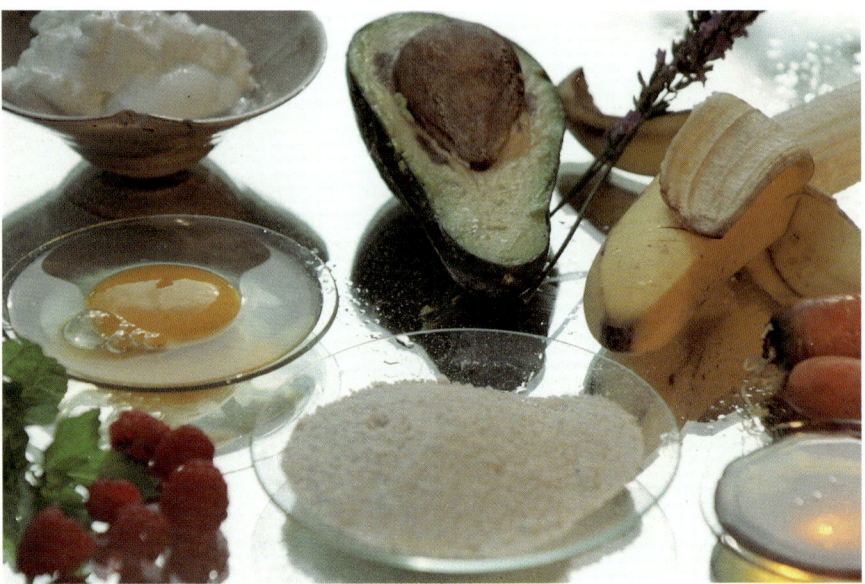

Honig-Hafer-Maske feuchtigkeitsspendend, kühlend und reinigend
1 EL flüssiger Honig (z. B. Waldhonig)
2 EL Sauerrahm
feine Haferflocken

Den Honig mit dem Sauerrahm vermischen, feine Haferflocken hinzufügen, bis ein dickflüssiger Brei entsteht. Die Maske mit einem Kuchenpinsel auf Gesicht, Hals und Dekolleté auftragen. 15 Minuten wirken lassen, lauwarm abwaschen.

Bananen-Quark-Packung glättend für spröde, welke Haut
2 EL Quark
1 EL Rahm
1 kleine Banane
1 Eigelb

Die Banane mit einer Gabel zerdrücken, alle Zutaten mit dem Schwingbesen verrühren.
Auf Gesicht, Hals und Dekolleté auftragen, 15–25 Minuten einwirken lassen, lauwarm abwaschen. Diese Packung erfrischt, belebt und wirkt glättend auf spröde, welke Haut.

Malven-Quark-Packung für trockene und spröde Haut
1 EL Malvenblüten
1 EL Lavendelblüten
2–3 EL Quark
einige Tropfen Mandelöl

Die getrockneten Kräuter mit einer Tasse kochendem Wasser übergiessen, 5–10 Minuten ziehen lassen, dann filtrieren. 2 EL von diesem Kräuteraufguss mit den übrigen Zutaten verrühren. 20 Minuten auf die Haut einwirken lassen. Mit dem Rest des lauwarmen Kräutertees abwaschen. (Mit einer Handvoll derselben Kräutermischung kann zuvor auch ein Dampfbad zur Tiefenreinigung der Haut zubereitet werden.)
Die Malvenblüten enthalten Schleim- und Gerbstoffe, Lavendelblüten wirken beruhigend und desinfizierend. Zusammen mit dem Quark hat diese Packung eine reizlindernde, glättende und sehr erfrischende Wirkung für die trockene und spröde Haut.

Karottenpackung für trockene Haut
1 Eigelb
einige Tropfen Sonnenblumenöl
1–2 EL Karottensaft

Eigelb und Sonnenblumenöl zu einer Mayonnaise rühren, den Karottensaft daruntermischen. Mit einem Kuchenpinsel über das Gesicht und den Hals verteilen, nach 30 Minuten abwaschen.

Diese durch den Karottensaft sehr Vitamin-A-reiche Packung ist eine Wohltat für trockene Haut.

Avocadopackung für trockene gereizte Haut, wirkt glättend
½ weiche Avocado
1 TL Rahm
1 TL Honig

Die Avocado zerdrücken, mit Rahm und Honig zu einer streichfähigen Paste verrühren. Auftragen und 20 Minuten auf der Haut einwirken lassen, mit lauwarmem Wasser abspülen.

Kartoffelpackung
1 grosse Kartoffel, gekocht
2–3 EL Milch
1 Eigelb

Die Kartoffel in einem Küchentuch zerdrücken. Mit dem Eigelb und der Milch zu einem Brei vermischen, eventuell nochmals im Wasserbad erwärmen und so warm wie möglich auftragen. Eine heisse Kompresse (Gazetuch, in Kräutersud getaucht), auf Gesicht und Hals gelegt, verhindert das Abrutschen der Packung. Nach 15 Minuten die Packung mit heissem Wasser abwaschen und kalt nachspülen (Achtung: bei Couperosehaut nur lauwarm abnehmen).

Diese Packung macht spröde Haut geschmeidig, belebt und erfrischt.

Rosenblüten-Honig-Maske für jeden Hauttyp, auch empfindliche Haut
2 EL Rosenblüten, frisch oder getrocknet
50 ml Wasser
1–2 EL feine Haferflocken
1 EL Bienenhonig

Das Wasser aufkochen, über die Rosenblüten giessen, mindestens 10 Minuten ziehen lassen. Die Haferflocken und den Honig dazurühren. Die Masse auf Gesicht, Hals und Dekolleté auftragen, mindestens 20 Minuten einwirken lassen.

Die Rosenblüten-Honig-Maske belebt, erfrischt und durchblutet die Haut angenehm.

Eiweiss-Rahm-Maske straffende Wirkung für alle Hauttypen
1 Eiweiss
1 TL Vollrahm

Das Eiweiss steif schlagen, den Rahm darunterziehen. Die schaumige Masse mit einem Kuchenpinsel auftragen, 10 Minuten wirken lassen, warm abwaschen, am besten mit einer warmen Kompresse.
Diese Maske eignet sich für alle Hauttypen, vor allem aber wirkt sie straffend bei müder Haut.

Rosen-Gelmaske feuchtigkeitsspendend und straffend für jede Haut
2 EL Rosenblüten, getrocknet oder frisch
200 ml Wasser
½–1 TL Guarmehl

Das Wasser aufkochen und über die Rosenblüten giessen, mindestens 10 Minuten ziehen lassen, dann durch ein Küchensieb seihen. In etwa 50 ml des noch warmen Rosentees das Guarmehl einstreuen und rühren, bis die Mischung dicklich wird. Die gelierte Masse mit einem breiten Kuchenpinsel auf Gesicht, Hals und Dekolleté auftragen und 20 Minuten wirken lassen. Den Rest des noch leicht warmen Rosentees als Kompresse zum Aufweichen der erstarrten Gelmaske verwenden.
Diese Gelmaske strafft und schenkt rosige Frische.
Anstelle von Rosenblüten können Sie auch Ringelblumenblüten verwenden. Die Maske wirkt dann durchblutungsfördernd und eignet sich für empfindliche, unreine Haut.

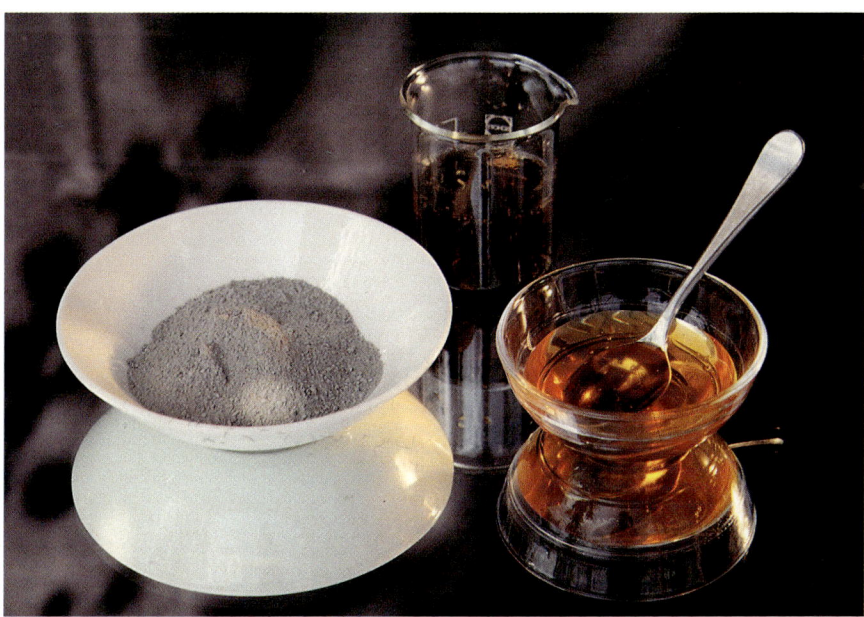

Heilerdemaske für unreine, fettige Haut
2 EL Heilerde
2½ TL flüssiger Honig (Waldhonig)
2–3 EL Kamillen- oder Thymiantee

Alle Zutaten mischen, die Maske mit einem Bäckerpinsel auf Gesicht und Hals auftragen, dabei die Augenpartie grosszügig aussparen. 10–15 Minuten wirken lassen. Mit einer warmen Kompresse aus dem restlichen Kräutertee aufweichen und sanft abnehmen.
Die Heilerde spannt und strafft die Haut. Diese Wirkung wird durch den Zusatz von Honig und durch den Kräuterauszug gemildert. Kamille hat entzündungshemmende Eigenschaften, Thymian wirkt antiseptisch und desinfizierend. Diese Maske strafft die Haut, verengt die Poren und heilt Hautunreinheiten. Sie ist daher geeignet für unreine, fettige Haut.

Hefemaske für Mischhaut und fettige Haut
4 EL Bierhefeflocken
warmes Wasser oder Milch
1 TL Honig

Die Hefeflocken mit warmem Wasser oder Milch zu einem streichfähigen Brei verrühren, den Honig hinzufügen. Die Maske mit einem Kuchenpinsel auf die Gesichtshaut auftragen, 15 Minuten wirken lassen, dann lauwarm abwaschen.
Die Hefemaske hilft bei fetter, zu Unreinheiten neigender Haut. Sie reguliert die Talgdrüsensekretion und reinigt verstopfte Poren.
Bierhefe in Flockenform sollten Sie bei Hautproblemen auch innerlich anwenden: 2 EL Hefe täglich über die Speisen streuen (z. B. Müesli, Suppen, Salate). Bierhefe ist reich an Vitamin B_1. Sie enthält wichtige Mineralstoffe und Proteine.

Gurkenpackung für kleine Hautunreinheiten und bei grossen Poren
1 Stück Salatgurke
3 EL Biojoghurt
1 TL Zitronensaft

Die Gurke samt der Schale auf einer Bircherraffel reiben und mit dem Joghurt und dem Zitronensaft vermischen. Gurke mit Joghurt wirkt angenehm kühlend und sehr erfrischend. Diese Maske hilft auch, wenn Sie einmal zuviel Sonne erwischt haben.

Apfel-Zitronen-Packung für Mischhaut und eher fettige Haut
1 Apfel
1 EL Zitronensaft
1 EL flüssiger Honig

Den Apfel auf einer Glasraffel fein reiben, mit dem Zitronensaft und dem Honig vermischen. Die Packung auf Gesicht und Hals auftragen, 15–20 Minuten wirken lassen, dann lauwarm abwaschen.

Diese Packung wirkt hautklärend, angenehm durchfeuchtend und sehr erfrischend für Mischhaut und eher fettige Haut.

Himbeermaske für Mischhaut und fettige Haut

50 g Himbeeren, frisch oder gefrorene, aufgetaut

1 TL Honig

1 Eigelb

1 EL feingemahlene Mandeln

Die Himbeeren mit einer Gabel zerdrücken, die übrigen Zutaten beifügen. Die Masse auf das Gesicht auftragen, 20–30 Minuten wirken lassen, dann abwaschen. Die Himbeermaske hat eine sehr erfrischende, porenverengende Wirkung auf Mischhaut und fette Haut.

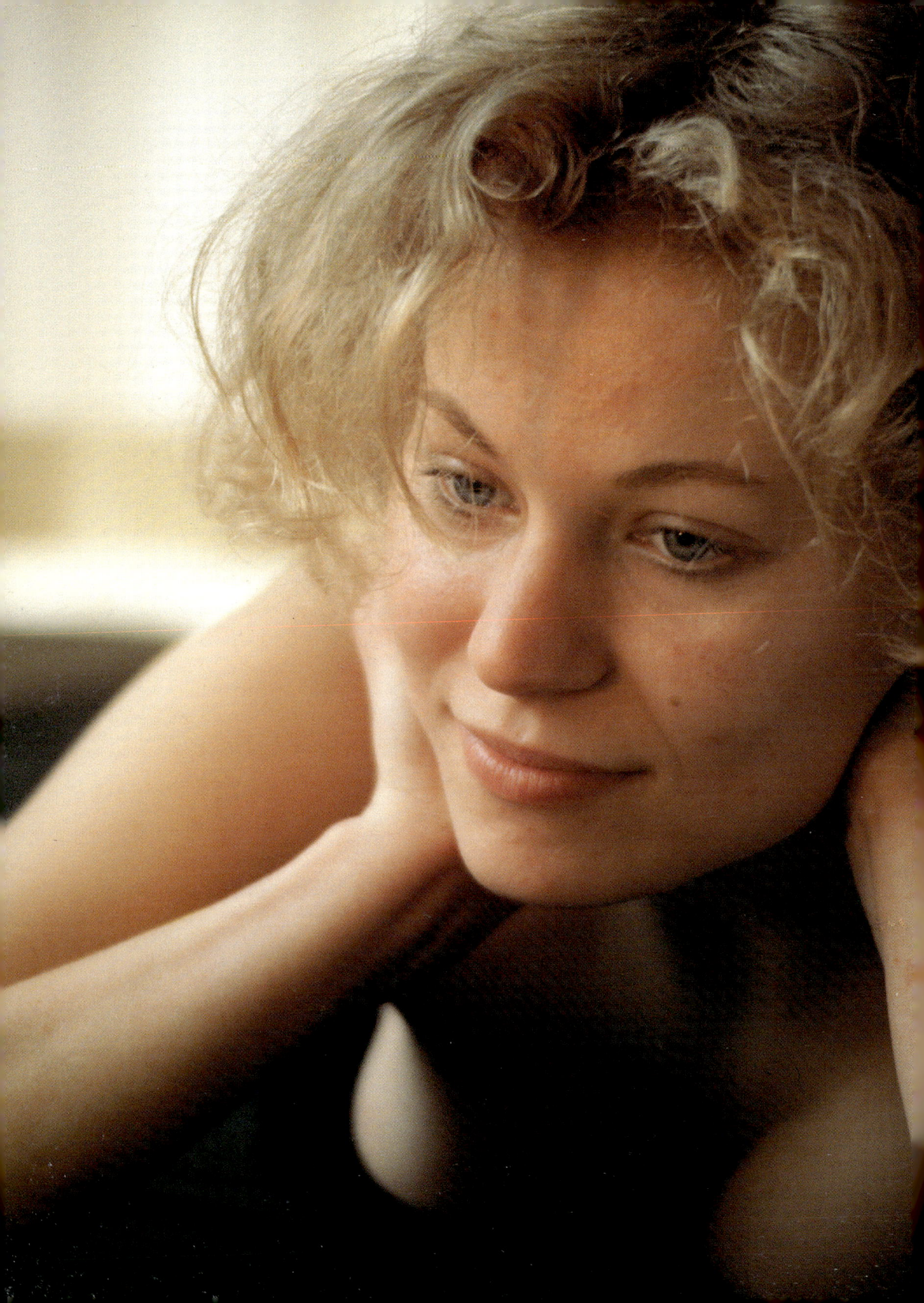

Probleme der jugendlichen Haut:
Akne und fettige Haut

Aknehaut ist meistens eine grossporige, fettige Haut vor allem in der Mittelpartie des Gesichtes, an den Schläfen und auf dem Rücken. Bei Akne wird vermehrt Talg abgesondert. Die Haut ist schlecht durchblutet, die Poren verstopfen sich, Pickel, Mitesser und entzündliche Hautunreinheiten treten auf.

Akne hat mit der Regulierung des Sexualhormonhaushalts im Laufe der körperlichen Reifung zu tun. Die hormonelle Umstellung des Organismus und die Entwicklung der Persönlichkeit bringen viele Veränderungen und damit auch Verunsicherung mit sich. Unreine Haut als sichtbares Zeichen dieser Veränderungen kann das psychische Gleichgewicht zusätzlich noch erheblich stören und für die Betroffenen zu einem grossen Problem werden. Bei sehr starker Aknebildung raten wir Ihnen, einen (wenn möglich mit naturnahen Mitteln arbeitenden) Facharzt aufzusuchen.

In der Regel handelt es sich bei der Akne um ein vorübergehendes Problem. Fette, glänzende Haut ist meistens in späteren Jahren eine sehr schöne Haut; in der Pubertät bereits trockene Haut altert sehr schnell. Erstaunlicherweise treten sehr oft Pickel genau dann auf, wenn sie am meisten stören und wenn schon das ganze Leben im Trubel steckt ... Und seltsamerweise verschwinden sie manchmal ganz plötzlich wieder, wenn auch sonst alles ausgeglichener und ruhiger ist und man sich gar nicht mehr so sehr um die Pickel kümmert. Wir wollen damit nicht sagen: Beachten Sie die Pickel nicht, sie vergehen schon wieder ... Im Gegenteil, Akneprobleme sollten auch von den Eltern ernst genommen werden. Es kann Freude machen, gemeinsam geeignete Pflegeprodukte für die Aknehaut zuzubereiten.

Bei der Aknehaut geht es darum, mit ausgleichender und harmonisierender Pflege die Haut in ihren Funktionen zu unterstützen. Zusätzlich sollte auch in den anderen Lebensbereichen für Ausgleich gesorgt werden: Wichtig ist genügend Schlaf, viel frische Luft und Bewegung, massvolles Sonnenbaden und ausgewogenes Essen, also nicht nur Süsses oder nur Salziges, wenig Fleisch (vor allem kein Schweinefleisch), kein Nikotin und Alkohol, statt dessen viel Gemüse und Salate, Sauermilchprodukte und Vollkornprodukte (sie sind auch für die Verdauung gut, was bei Akneproblemen wichtig ist).

Wie sieht die Pflege bei Akne aus? Ganz wichtig ist die Hautreinigung. Am besten reinigen Sie das Gesicht morgens und abends mit einem der nachfolgenden Produkte. Auch das Reinigungsöl oder die Buttermich (Seite 37 und 38) eignen sich zur Reinigung der Haut. Sie spüren bald, was Ihnen guttut.

Waschgel
50 ml Betain
50 ml Kräuteraufguss (Tee) aus je 1 TL Ringelblumen, Gänseblümchen und Lavendel
1–2 g Xanthan
5 Tr. Zitronensaftkonzentrat oder 10%ige Zitronensäure
evtl. 3–5 Tr. ätherisches Lavendelöl

Das Betain und das Xanthan zusammen verrühren und quellen lassen. Den Kräutertee darunterrühren. Zum Schluss das ätherische Öl und den Zitronensaft beifügen. Alles gut schütteln. Haltbarkeit: 2–3 Monate.
Die zu reinigenden Hautpartien befeuchten. Dann ein wenig Gel in die saubere Handfläche nehmen und damit die Haut sanft massieren. Mit viel lauwarmem Wasser abspülen.
Im Anschluss an das Reinigungspräparat sollten Sie ein desinfizierendes Gesichtswasser verwenden. Dies ist wichtig, um Entzündungen zu mildern und Pickel am Entstehen zu hemmen.

Kräutergesichtswasser
150 ml Hamameliswasser
1 TL Ringelblumen, Kapuzinerkresse, Gänseblümchen
50 ml 70%iger Alkohol
1 EL Obstessig
evtl. 2–3 Tr. ätherisches Öl (Rose oder Lavendel)

Die frischen Kräuter in eine Glasschüssel geben. Das Hamameliswasser, den Obstessig und den Alkohol darübergiessen und eine Nacht ziehen lassen. Anderntags den Auszug durch Kaffeefilterpapier filtrieren. Eventuell das ätherische Öl in 1 TL Alkohol lösen und dem Gesichtswasser beifügen. In eine hübsche Flasche abfüllen.
Die Heilpflanzen, in Kombination mit dem Hamameliswasser und dem Obstessig, haben eine harmonisierende, mild desinfizierende Wirkung auf die Talgdrüsenüberfunktion der Haut. Bei ganz empfindlicher Haut kann der Alkohol (er desinfiziert und verengt grosse Poren) auch weggelassen und durch Hamameliswasser ersetzt werden.
Natürlich eignen sich bei Akne auch einige der Rezepte für Gesichtswässer auf Seite 41–44.
Tagsüber kann als Schutz vor Umwelteinflüssen ein leichtes Gesichtsöl aufgetragen werden.

Gesichtsöl mit Ringelblume und Johanniskraut

100 ml Jojobaöl

je 1 EL Ringelblumen und Johanniskraut, frisch oder getrocknet

Einen Ölauszug, wie auf Seite 25 beschrieben, zubereiten. Nach Belieben 3–5 Tropfen ätherisches Öl hinzufügen (Lavendel oder Rose).

Das Johanniskraut hat eine besonders harmonisierende Wirkung bei Aknehaut. Es kann jedoch die Haut auch sonnenempfindlicher machen. Bei ganz heller Haut den Ölauszug nur mit Ringelblumen herstellen.

Das Gesichtsöl hauchdünn auf die Haut auftragen. Nach 5–10 Minuten Einwirkungszeit überschüssige Ölreste mit einem Papiertüchlein entfernen.

Gel für die Tagespflege

5 g 96%iger Alkohol oder Kamillen- oder Hamamelistinktur (Seite 25)

2 g Xanthan

80 g destilliertes Wasser oder Kräutertee

2–3 Tr. ätherisches Öl (Kamille oder Lavendel)

Das Xanthan mit dem Alkohol in einem Schraubglas verrühren. Das destillierte Wasser oder den Kräutertee dazugiessen, das ätherische Öl darüberträufeln, das Glas verschliessen und gut schütteln. Es bildet sich sofort ein Gel. Dieses Gel eignet sich vor allem im Sommer für die Pflege der fettigen Aknehaut.

Johanniskrautcreme

5 g Bienenwachs

15 g Lanolin anhydrid

40 g Johannisöl (siehe Kräuterölauszug, Seite 25)

40 g Lavendelwasser (siehe Aufguss, Seite 23)

2–3 Tr. ätherisches Lavendelöl

Eine fettige Creme auf die fettige Haut – dies tönt im ersten Augenblick absurd. Wir haben jedoch mit dieser Rezeptur (vor allem mit Johannisöl) gute Erfahrungen gemacht. Bei dieser Creme empfehlen wir die Anwendung sogar nachtsüber. Während trockene Haut nachts frei von einer Fettschicht wieder zur eigenen Fettproduktion angeregt werden soll, erreichen wir mit einer Fettcreme bei fettiger Haut die gegenteilige Wirkung: die nachts dünn aufgetragene Fettschicht vermindert die Talgdrüsenabsonderung bei der fettigen Haut. Das Lavendelwasser und das ätherische Öl wirken in dieser Creme mild desinfizierend und leicht beruhigend auf die Haut.

Ein- bis zweimal pro Woche tut auch ein Gesichtsdampfbad der Aknehaut sehr gut.

Gesichtsdampfbad mit frischen Heilpflanzen

1–2 Liter Wasser zum Kochen bringen. 1 Handvoll Kapuzinerkresse, Gänseblümchen und Stiefmütterchen in eine Schüssel geben und das kochendheisse Wasser darübergiessen. Das Gesicht über die dampfende Schüssel beugen und ein Frotteehandtuch über den Kopf breiten, damit der Dampf nicht zu schnell entweichen kann.

Auf die gleiche Art lässt sich auch ein Dampfbad mit getrockneten Kräutern, Thymian, Rosmarin, Salbei, Pfefferminze, zubereiten.

Im Anschluss an das Dampfbad tut eine Maske gut.

Heilerdemaske mit Kapuzinerkresse

2 EL Heilerde
1 EL flüssiger Waldhonig
100 ml Kapuzinerkressentee (aus frischen Blüten), 2–3 EL davon für die Maske

Alle Zutaten mischen, die Maske mit einem Bäckerpinsel auf Gesicht und eventuell auch die Rückenpartie auftragen. Die Augenpartie grosszügig aussparen. 10–15 Minuten wirken lassen. Ein Baumwoll- oder Leinentuch in den restlichen Kräutertee tauchen, damit die Maske aufweichen und sanft abnehmen. Anschliessend mit Gesichtswasser nachreinigen.

Im Winter oder wenn keine frischen Pflanzen zur Hand sind, können Sie die Maske mit getrockneten Stiefmütterchen und Ringelblumen zubereiten.

Bierhefemaske

4 EL Bierhefeflocken
warmes Wasser oder Milch
1 TL Honig

Die Hefeflocken mit warmem Wasser oder Milch zu einem streichfähigen Brei verrühren, den Honig hinzufügen. Die Maske mit einem Kuchenpinsel auf die Gesichtshaut auftragen, 15 Minuten wirken lassen, dann lauwarm abwaschen.

Die Hefemaske reguliert die Talgdrüsensekretion und reinigt verstopfte Poren.

Bierhefe in Flockenform sollten Sie bei Akne auch innerlich anwenden: 2 EL Hefe täglich über die Speisen streuen (z. B. Müesli, Suppen, Salate). Bierhefe ist reich an Vitaminen B_1, Mineralstoffen und Proteinen).

Teemischung für Aknehaut

10 g Stiefmütterchenkraut
10 g Ringelblumen
10 g Augentrost
10 g Johanniskraut

2 Teelöffel dieser Kräutermischung mit ¼ Liter siedendem Wasser über-giessen, 10 Minuten ziehen lassen, lauwarm trinken. Während 4–8 Wochen dreimal täglich eine Tasse. Diese Teemischung wirkt sich günstig bei Haut-unreinheiten aus. Der Stoffwechsel wird aktiviert. Der Tee eignet sich auch als Gesichtswasser und als Kompresse bei Aknehaut.

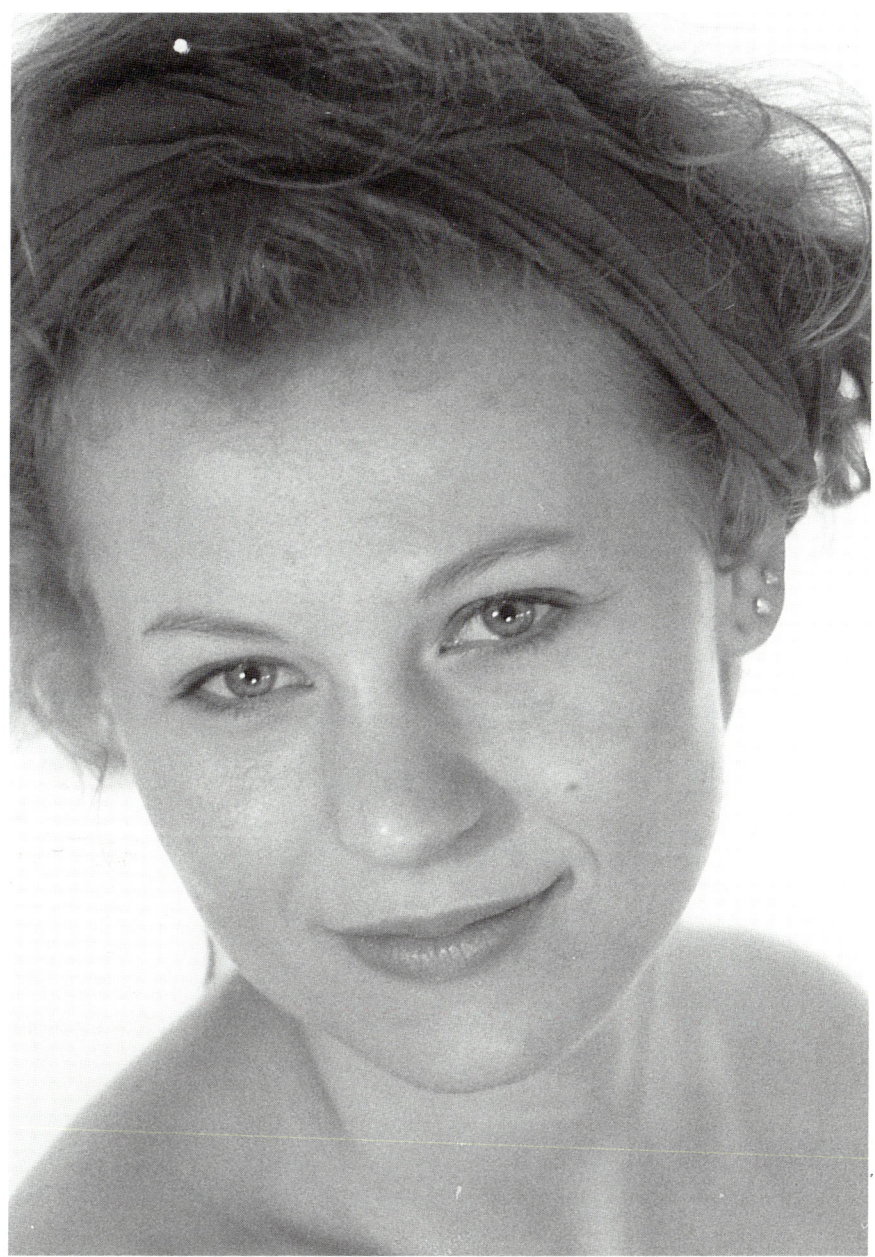

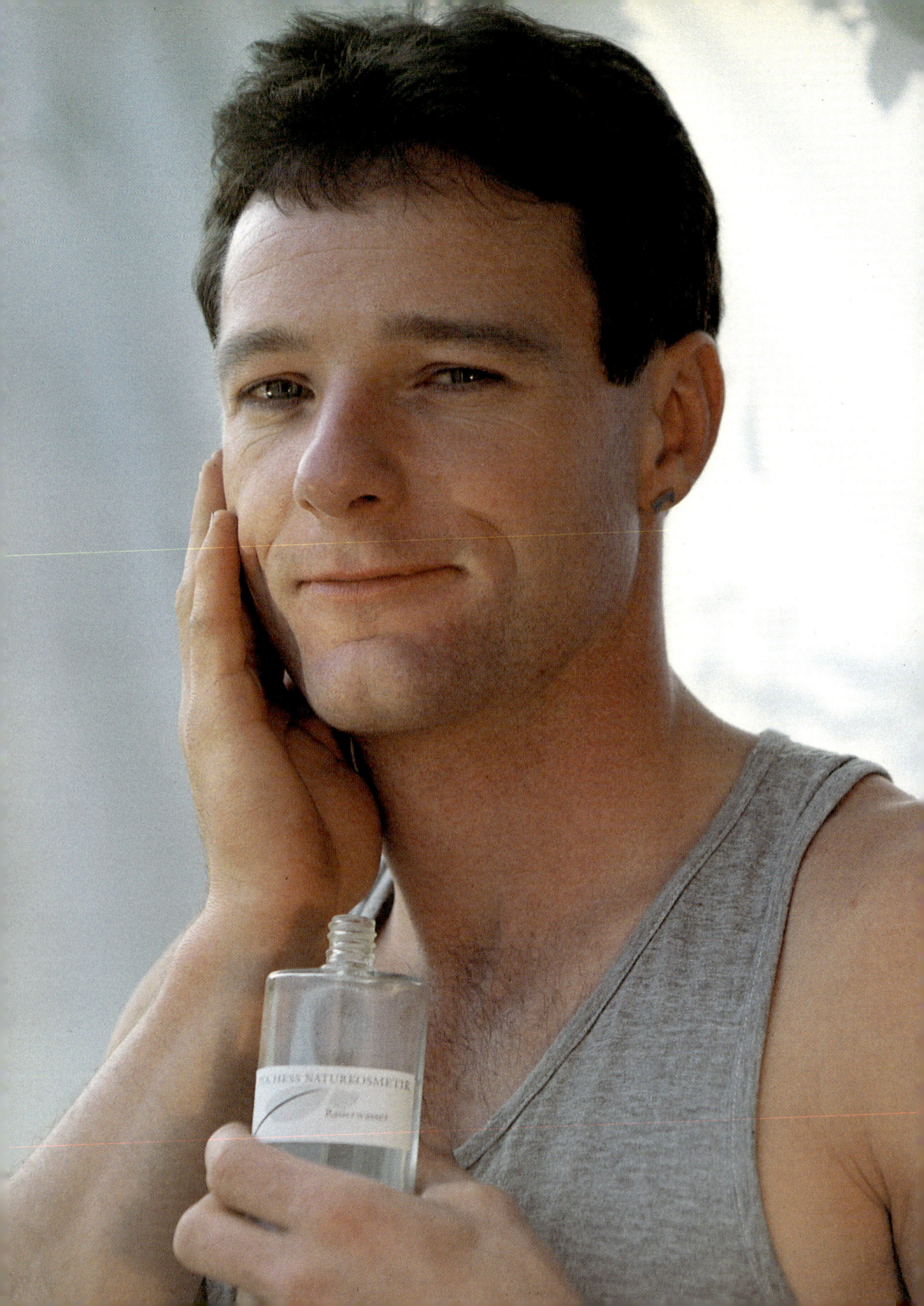

Was wir bisher über Kosmetik, unsere Haut und ihre Pflege geschrieben haben, gilt für Frauen und Männer gleichermassen. Männer neigen eher dazu, die Reinigung und Pflege ihrer Haut wenig zu beachten. Hier haben wir einige Rezepte zusammengestellt, die nach unseren Erfahrungen auf die Haut- und Körperpflege des Mannes zugeschnitten sind.

Die Rasur und die Hautpflege danach

Ob Trocken- oder Nassrasur ist wohl eine Frage der Gewohnheit. Wir empfehlen Ihnen in jedem Fall anschliessend ein harmonisierendes Gesichtswasser mit geringem Alkoholgehalt und entsprechenden Kräuterauszügen, um ein Zusammenziehen der Poren (speziell nach der Nassrasur) und eine gründliche, aber schonende Hautdesinfektion zu bewirken.

Besondere Vorsicht bei der Rasur ist für junge Männer mit Pickeln und Pusteln geboten. Gehen Sie sehr schonend vor, um die Pusteln, welche kleine Eiteransammlungen enthalten, nicht mit dem Rasiergerät zu öffnen und die Hautunreinheiten durch Schmierinfektion (Verschleppen der Bakterien auf der Haut) weiterzutragen. Desinfizieren Sie die Haut nach der Rasur gründlich mit einem Gesichtswasser mit den entsprechenden Kräuterauszügen, und reinigen Sie Ihr Gerät nach jedem Gebrauch fachgerecht und gründlich. Wir empfehlen Ihnen auch, den Bart in dieser Zeit nicht wachsen zu lassen, da sich trotz sorgfältiger Reinigung Bakterien darin leichter verbreiten können.

Selbstgemachte Rasierwässer bieten eine Reihe von Vorteilen. Wegen ihres niedrigen Alkoholgehalts brennen Sie im Gegensatz zu den handelsüblichen Präparaten nicht auf der Haut. Auch können Sie unter den ätherischen Ölen Ihre Lieblingskompositionen auswählen (siehe Seite 125) und herrlich mit den Düften spielen. Bei speziellen Hautproblemen können Sie zudem die entsprechenden ausgleichenden Kräuterauszüge wählen (siehe Seite 47/48).

Bei trockener und entzündeter Haut und wenn es draussen kalt und windig ist, sollten Sie Ihre Haut (auch Männerhaut!) mit einer fetthaltigen Creme mit entsprechenden Kräuterauszügen schützen. Der nach der Rasur angenehm kühlende Effekt der alkoholhaltigen Rasierwässer wirkt sich bei Kälte negativ aus. Auch auf Wasser basierende Cremes und Gels sollten Sie bei kaltem Wetter meiden: das Wasser kann auf der Haut kleine Kristalle bilden, die bis zu Erfrierungen führen können.

Die Rasur ist für jede Haut eine Strapaze. Die auf Seite 44–45 sowie 109–113 aufgeführten Dampfbäder, Kompressen, Masken und Packungen sind daher auch für den Mann eine Wohltat.

Rasierwasser für empfindliche, zu Unreinheiten neigende Haut
50 ml Ringelblumentinktur (siehe Seite 25)
100 ml Hamameliswasser
2 Tr. ätherisches Kamillenöl
2 Tr. ätherisches Lavendelöl

für normale Haut
25 ml 96%iger Alkohol
je 2 Tr. ätherisches Zedernöl, Zitronenöl, Minzenöl, Majoranöl
100 ml Rosenwasser

Die ätherischen Öle im Alkohol oder in der Tinktur lösen. Das Blütenwasser oder destilliertes Wasser hinzufügen. Gut schütteln und eventuell durch Kaffeefilterpapier filtrieren.

Gel nach der Rasur
30 g 96%iger Alkohol
2 g Xanthan oder Guarmehl
5 Tr. ätherisches Öl nach Wahl (Pfefferminze, Majoran, Zedernholz, Lavendel)
60 g destilliertes Wasser
5 g Lecithin (Fluid-Lecithin super)
5 g Jojobaöl

Das ätherische Öl im Alkohol lösen, Xanthan oder Guarmehl darunterrühren, einen Moment quellen lassen. Dann das destillierte Wasser, das Lecithin und das Jojobaöl daruntermischen. In eine Kunststoffflasche abfüllen und gut schütteln.

Pflegecreme für normale und trockene Haut
3 g Kokosfett
3 g Bienenwachs
40 g Jojobaöl
40 g Orangenblütenwasser
2–3 Tr. ätherisches Öl (z. B. Atlaszeder, Sandelholz)

Bereiten Sie, wie auf Seite 51–54 beschrieben, eine Creme zu. Wenn die Creme unter 30 °C abgekühlt ist, mit 2–3 Tropfen ätherischem Öl parfümieren. Die Creme eignet sich für normale und trockene Haut.

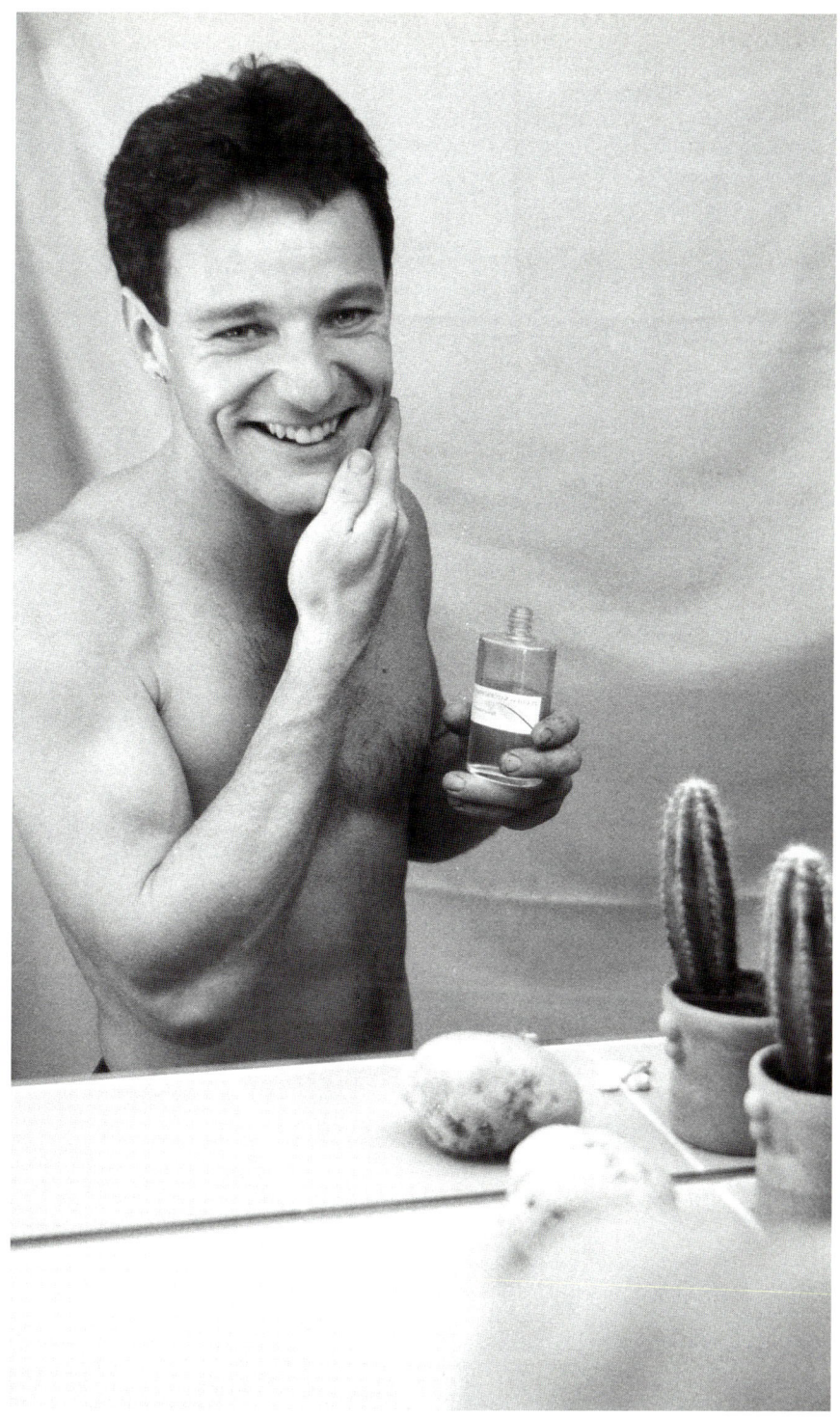

Atlaszedersalbe für trockene, empfindliche Haut, bei rauhem Wetter

50 g Sesamöl

50 g Jojobaöl

15 g Bienenwachs

3–4 Tr. ätherisches Atlaszederöl (oder anderes ätherisches Öl)

Wie auf Seite 49 beschrieben, eine Salbe zubereiten. Da sie kein Wasser enthält, ist diese Salbe gut haltbar, angebrochen mindestens ½ Jahr, gut verschlossen im Kühlschrank 1 Jahr.

Tragen Sie die Salbe morgens hauchdünn auf das noch leicht feuchte Gesicht auf. Oder nehmen Sie ein wenig Salbe in die hohle Handfläche und verrühren Sie sie mit wenig Wasser. Es entsteht eine Art Emulsion, die Sie leicht auf das Gesicht auftragen können.

Sesam- und Jojobaöl enthalten natürliche Lichtschutzfaktoren (Faktor 2–4) und sind sehr hautfreundliche, pflegende Öle.

Spezielle Haarpflege

Ein verbreitetes Haarproblem auch bei Männern sind Schuppen, oft als Begleiterscheinung weiterer, anderer Störungen. Ihre Entstehung hat komplexe Ursachen, die nicht immer leicht zu erkennen sind. Ernährung, Umwelteinflüsse, der Umgang mit Stress- und Konfliktsituationen und vielleicht sogar der Mondzyklus (Schlafstörungen beobachten) können eine Rolle spielen. Bei Schuppen ist die Brennessel-Quark-Packung besonders zu empfehlen.

Mit dem Voranrücken der Jahre taucht oft das Problem des Haarausfalls auf. Bei entsprechender Veranlagung kann sich eine Glatze bilden. Es handelt sich bei dieser Erscheinung um eine hormonelle Umstellung des Organismus. Damit ist ein Verkümmern der Haarwurzeln an ganz bestimmten Stellen der Kopfhaut verbunden. Dies ist mit keinem noch so vielversprechenden Wundermittel zu verhindern oder gar rückgängig zu machen. Was Sie aber tun können, ist, Ihre Haut und besonders die Haare sorgfältig pflegen und ihnen dadurch Glanz und Geschmeidigkeit erhalten.

Birken-Hamamelis-Haarwasser bei juckendem Haarboden, Schuppen und schnell fettender Kopfhaut

100 ml Hamameliswasser

50 ml Birkenblättertinktur (siehe Seite 25)

3 Tr. Lavendelöl

Das ätherische Lavendelöl in der Birkenblättertinktur lösen, mit dem Hamameliswasser vermischen. Alles in eine Flasche füllen und gut durchschütteln.

Dieses sehr milde Haarwasser wirkt durch den Gehalt an Hamameliswasser adstringierend. Im Gegensatz zu handelsüblichen Produkten enthält es nur wenig Alkohol. Die Massage mit diesem Haarwasser (morgens und abends je 5 Minuten) hilft bei juckendem Haarboden, Schuppen, schnell fettender Kopfhaut und wirkt leicht entzündungshemmend.

Brennessel-Quark-Packung bei Schuppen und fettiger Kopfhaut
100 g Magerquark
50 ml Wasser
1 TL Brennesseln, frisch oder getrocknet

Das Wasser aufkochen und über die Brennesseln giessen, 5–10 Minuten ziehen lassen. Den Tee mit dem Quark verrühren. Diese Mischung auf die gewaschenen Haare, speziell auf den Haarboden, streichen. Dabei einen Kamm benützen und immer wieder Scheitel ziehen. Eine Plastikhaube überziehen und eventuell ein Frottiertuch darumwickeln, um die Wirkung der Packung zu verstärken. 15–20 Minuten einwirken lassen, dann gut ausspülen.

Diese Packung hilft ebenso wie das Birken-Hamamelis-Haarwasser bei Schuppen und fettiger Kopfhaut. Manchmal wirkt auch eine Kopfmassage: Verteilen Sie dazu wenig Klettenwurzelöl (Herstellung siehe Seite 88) auf die Fingerspitzen, und massieren Sie Ihre Kopfhaut in kleinen Kreisen mit allen zehn Fingern sorgfältig während ein paar Minuten. Von einem nahestehenden Menschen ausgeführt, ist diese Massage eine besondere Wohltat.

Körper- und Fusspflege

Duschgel
100 g Betain
2 g Xanthan
100 ml destilliertes Wasser
5–10 Tr. ätherische Öle
5 Tr. Zitronensaftkonzentrat oder Zitronensäure

Bereiten Sie, wie auf Seite 67 beschrieben, ein Duschgel zu.

Die Palette der ätherischen Öle bietet Ihnen viele Duft-Möglichkeiten:
• Sandelholz und Patchuli
• Zedernholz und Sandelholz, evtl. je 1 Tropfen Nelke und Ylang-Ylang
• Atlaszeder, Eichenmoos, Zimt
• Zimt und Zitrone
• Grapefruit, Zitrone und Pfefferminze
• Majoran, Rosmarin

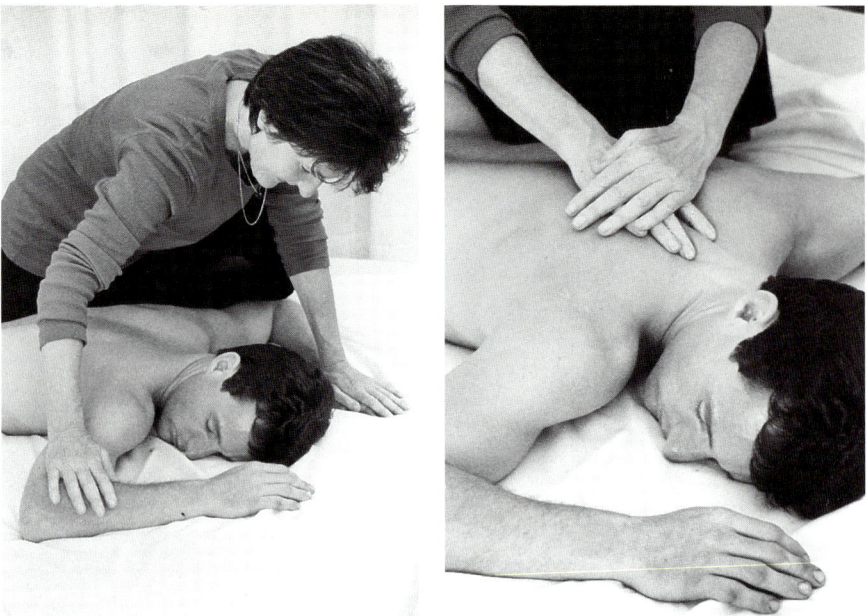

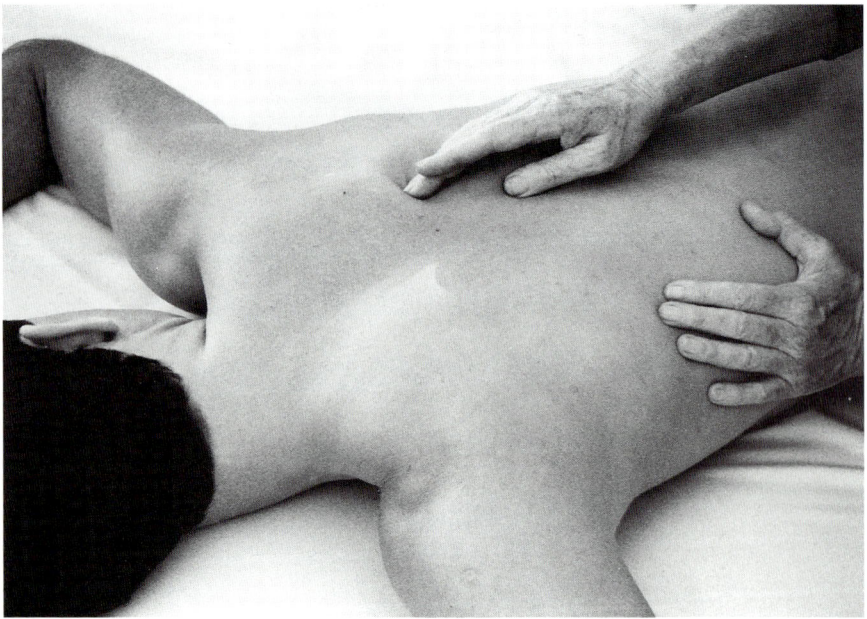

Anwendung von Massageöl am Beispiel einer klassischen Rückenmassage

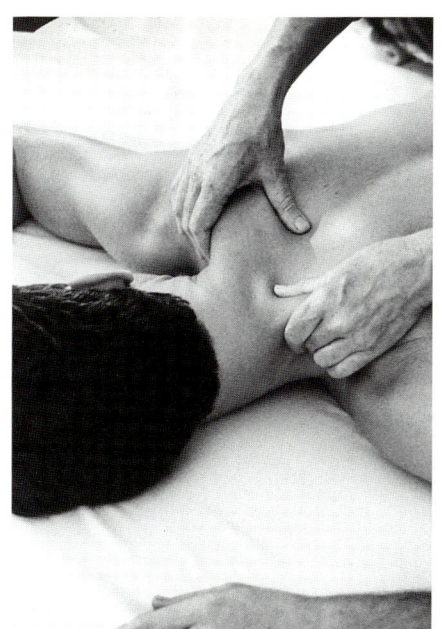

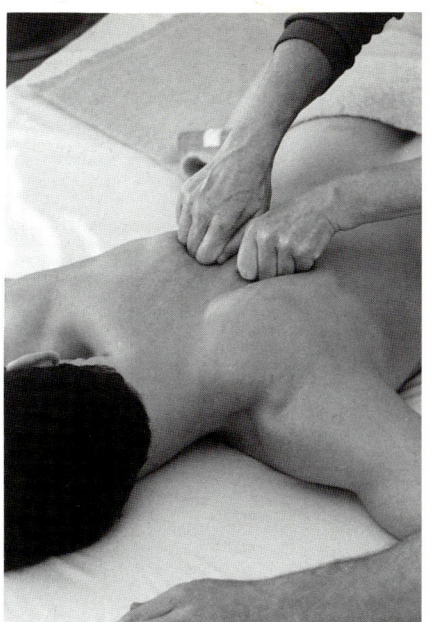

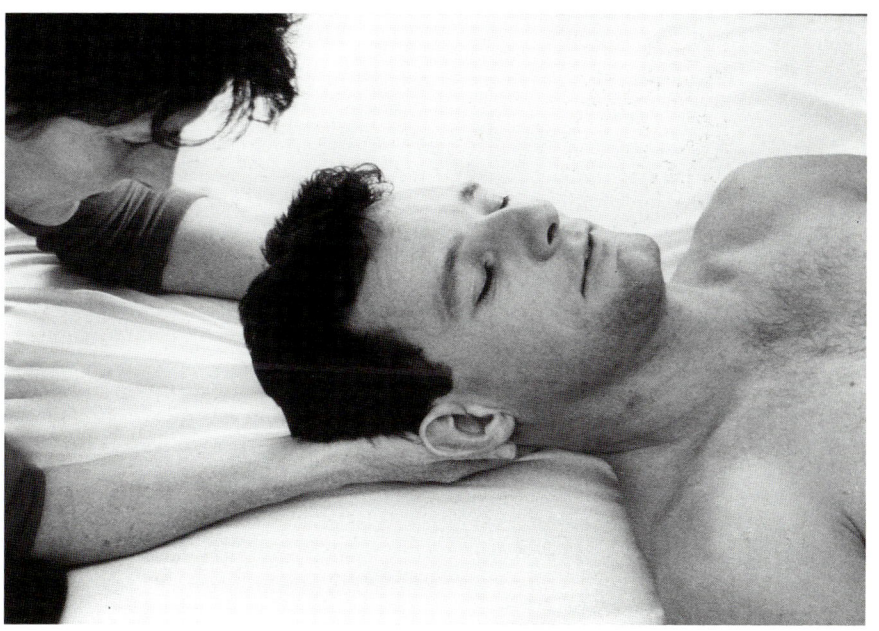

Körper- oder Massageöl

Wählen Sie aus der Liste der Pflanzenöle ein Sie ansprechendes Öl aus und fügen Sie auf 100 ml Öl 5–10 Tropfen ätherisches Öl zu.

- Jojobaöl ist ein besonders leichtflüssiges Öl, das nicht ranzig wird und gut in die Haut eindringt.
- Avocado- und Weizenkeimöl sind sehr vitaminreiche, gehaltvolle Pflanzenöle.
- Olivenöl ist ein wertvolles Öl, das sich speziell für die Massage eignet.
- Distel-, Traubenkern- und Erdnussöl sind feinflüssige Öle, die Sie gut nach dem Duschen oder Baden anwenden können.
- Mandel- und Aprikosenkernöl sind milde, altbekannte Körperpflegeöle.

Zur Fusspflege sei hier neben den ausführlichen Informationen und Rezepten im Kapitel Seite 97 noch speziell das Problem der heissen, schwitzenden Füsse herausgegriffen. Falls Sie unter diesen Erscheinungen leiden, achten Sie zunächst auf gute Schuhe, ausschliesslich aus Leder, und wechseln Sie diese mindestens einmal im Laufe des Tages. Lassen Sie sie gut durchlüften. Tragen Sie nur Socken aus natürlichen Materialien, aus Wolle oder Baumwolle, und wechseln Sie sie täglich.

Ein Fussbad mit Pfefferminze, Zitronen- und Eichenrinde und Lavendel wirkt angenehm kühlend und nimmt den Fussgeruch für längere Zeit. Auch ein Kräuteressig und zum Abschluss ein Fusspuder eignen sich bestens für die morgendliche Fuss- und Beinpflege.

Fusspuder

30 g Talkum
30 g Reis- oder Maisstärke
5–10 Tr. ätherisches Öl (z. B. Pfefferminze, Salbei, Rosmarin, Verbena)

Talkum und Stärke in einer Schüssel vermischen, das ätherische Öl darüberträufeln und alles gut durchrühren. Die Mischung durch ein Mehlsieb schütteln und in eine Streudose abfüllen. Mit diesem Fusspuder werden die Füsse und eventuell auch die Schuhe und Socken eingepudert. Puder hält schwitzende Füsse länger trocken, die Schweisssekretion wird vermindert.

Der Puder empfiehlt sich auch vor Wanderungen und sonstigen sportlichen Aktivitäten. Die Füsse schwellen weniger stark an und die Blasenbildung wird vermindert.

Parfüm, Eau de toilette, Duftwasser

Stellen Sie sich Ihren Lieblingsduft selber her – Sie werden beim Ausprobieren viel Freude haben. Schon das Aussuchen der Rohstoffe ist spannend. Im Kapitel «Das zauberhafte Reich der Düfte», Seite 145, finden Sie interessante Informationen und die nötigen Angaben zum Vorgehen. Sie können sich von Überlegungen wie auch von Ihrem Geruchssinn leiten lassen. Wenn Sie Pflanzenliebhaber sind, kaufen Sie sich eine Muskateller-salbeipflanze für Ihren Garten, Balkon oder auch nur die Fensterbank. Die Blüten dieser Pflanze, kombiniert mit etwa vier weiteren Pflanzendüften Ihrer Wahl, haben einen wunderbar herb-frischen, vollen Duft und eignen sich bestens für ein Duftwasser oder Eau de toilette.

Parfümmischung
10 ml 96%iger Alkohol (ARO-Sprit)
25–30 Tr. ätherisches Öl, z. B. 5 Tr. Sandelholz, 2 Tr. Patchuli, 5 Tr. Zedernholz, 4 Tr. Lavendel, 5 Tr. Lemongras, 3 Tr. Pfefferminze

Statt in Alkohol können die Essenzen für alkoholempfindliche Personen auch in Jojobaöl gemischt werden. Dieses trocknet die Haut nicht aus, wirkt hautpflegend und sorgt erst noch dafür, dass die Düfte länger auf der Haut haften bleiben.

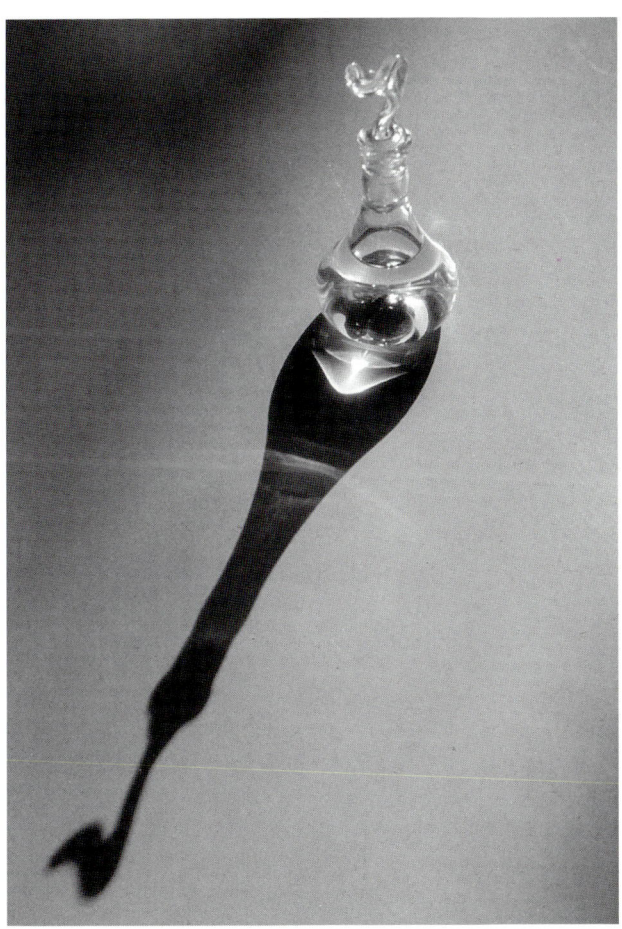

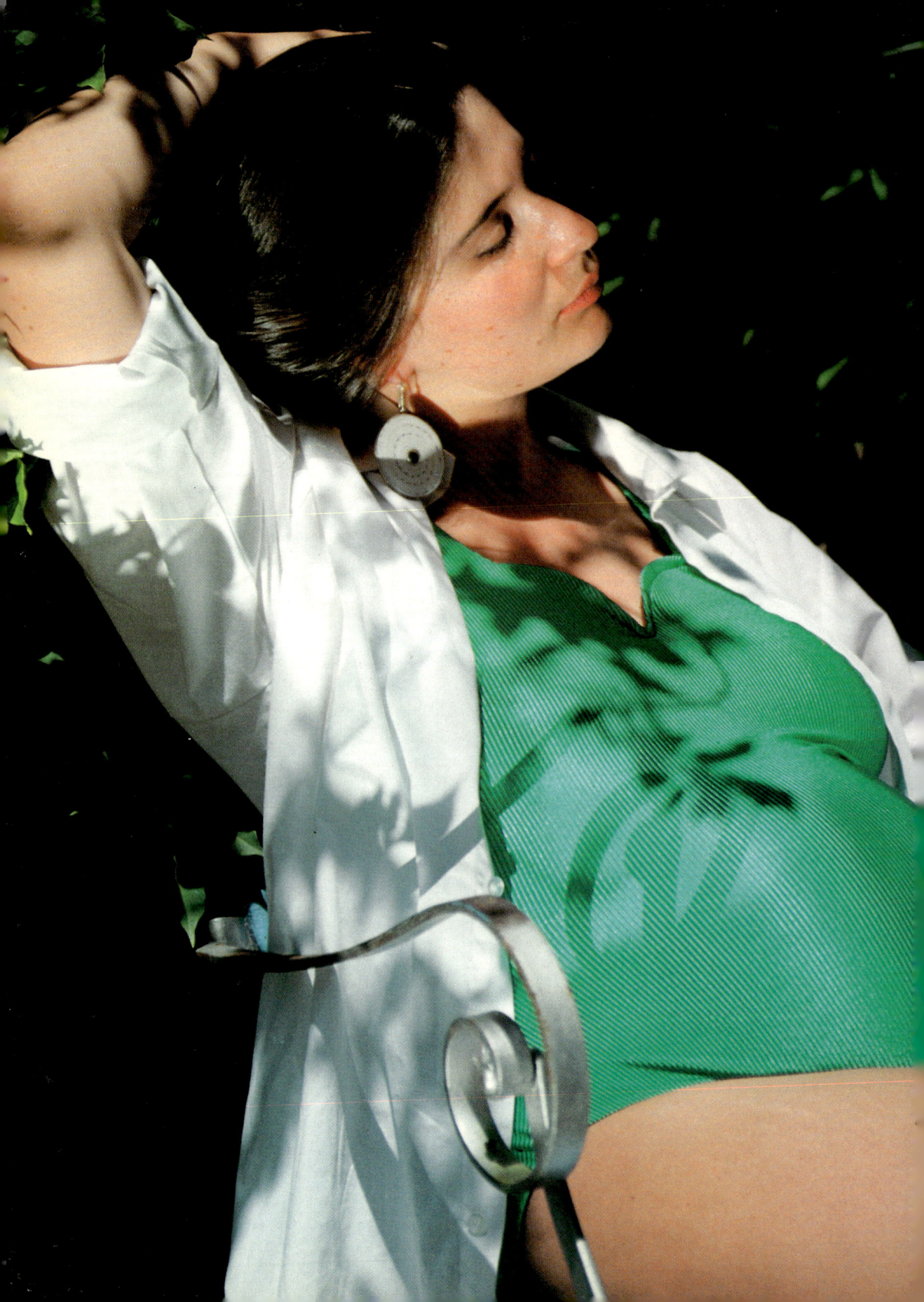

Schwangerschaft, Geburt und Wochenbett sind natürliche Vorgänge in einem einzigartigen und kreativen Lebensabschnitt. Fachkundige Beratung durch die Hebamme und die Klärung von Fragen durch Frauenarzt oder -ärztin sind wichtige Hilfen.

Die fortlaufenden körperlichen Veränderungen und das Fühlen der Zweisamkeit mit dem werdenden Menschen vermitteln viele schöne und erfüllende Erlebnisse. Manchmal jedoch können auch Unwohlsein, Angst vor dem Unbekannten und Konfrontation mit den unaufhaltsamen Veränderungen zur Belastung werden. Stärkende Kräutertees, Massage und auf die Hautveränderungen abgestimmte Naturkosmetik können Wohlbefinden und Erleichterung bringen.

Auch für den Mann wird die Schwangerschaft Freude und Spannung bringen. Beide können unter seelischen Druck geraten und körperliche Empfindungen, die neu sind, erleben. Gemeinsam etwas tun, sich gegenseitig eine wohltuende Massage verabreichen, kann in dieser Situation verbinden und entspannen.

In der Schwangerschaft kann sich die Haut in ganz verschiedener Weise verändern. Es gibt Frauen, die nie eine so schöne Haut hatten wie in dieser Zeit. Bei anderen wiederum können Akne, unregelmässige Pigmentierung, ausgesprochene Trockenheit oder übermässige Talgproduktion das Hautbild prägen. Es gilt daher ganz besonders die Aufforderung, die Haut gut zu beobachten und die Pflege den Veränderungen anzupassen. Eine wesentliche Rolle kann auch die Ernährung spielen. Vielleicht ist auch der Lebensrhythmus neu zu überdenken und den Gegebenheiten der Schwangerschaft anzupassen.

Gesichts- und Körperpflege

Weizenkeimöl-Reinigungsmilch für trockene und empfindliche Haut

1 Eigelb
10 ml Obstessig
1 TL Glucose (Traubenzucker)
50 ml Weizenkeimöl
evtl. 2–3 Tr. ätherisches Öl (Mandarine oder Lavendel)

Das Eigelb mit dem Obstessig und der Glucose verrühren, das Weizenkeimöl tropfenweise dazugeben. Die Lotion in eine Flasche mit kleinem Ausguss füllen. Haltbarkeit im Kühlschrank: etwa 1 Woche.

Zur Anwendung ein wenig Reinigungsmilch in die Hand geben, das Gesicht mit kreisenden Bewegungen reinigen, mit viel lauwarmem Wasser abwaschen. Diese Lotion eignet sich auch als feuchtigkeitsspendende Maske: Dazu wird sie mit einem Pinsel aufgetragen, 10–20 Minuten einwirken lassen, dann abwaschen.

Kräutergesichtswasser für unreine Haut während der Schwangerschaft
200 ml Rosenwasser
1 EL Beinwellwurzeln
1 EL Ringelblumenblüten
1 EL Johanniskraut
50 ml 70%iger Alkohol
1 EL Honig
10 ml Kamillentinktur (oder Kamillosan)

Die Kräuter in eine Schüssel geben. Wenig Rosenwasser leicht erwärmen und den Honig darin auflösen. Die Kräuter mit dem Alkohol, dem Honig-Rosenwasser und dem restlichen Rosenwasser übergiessen und über Nacht zugedeckt ziehen lassen. Anderntags den Auszug durch Kaffeefilterpapier filtrieren. Zum Schluss die Kamillentinktur hinzufügen, eventuell nochmals filtrieren.
Dieses Kräutertonic nach der Reinigung oder auch zur Erfrischung tagsüber mit einem angefeuchteten Wattebausch auftragen.
Die Kombination dieser Heilpflanzen mit der Kamillentinktur wirkt beruhigend, befeuchtend und heilend auf kleine Hautunreinheiten.

Pflegecreme mit Aloe vera feuchtigkeitsspendend
3 g Bienenwachs
3 g Kakaobutter
10 g Lanolin anhydrid
20 g Jojobaöl
10 g Weizenkeimöl
40 g Rosenwasser
1 Msp. Aloe-Pulver
2–3 Tr. ätherisches Öl (z. B. Rose, Rosenholz, Lavendel)

Wie auf Seite 51–54 beschrieben, eine Creme zubereiten. Sobald die Creme unter 30 °C abgekühlt ist, die ätherischen Öle hinzufügen. Das Aloe-vera-Pulver mit ein paar Tropfen 96%igem Alkohol (ARO) verrühren und ebenfalls unter die Creme mischen.
Durch den Gehalt an Jojobaöl und Aloe vera ist diese Zubereitung relativ leicht und sehr feuchtigkeitsspendend. Das Weizenkeimöl sorgt für die Elastizität der Haut. Aloe vera hat eine antimikrobielle Wirkung, regt die Bildung neuer Hautzellen an und befeuchtet die Haut.

Halbfestes Körperöl mit Sheabutter

3 g Kakaobutter

10 g Sheabutter

50 g Jojobaöl

30 g Weizenkeimöl

2–3 Tr. ätherisches Öl

Kakaobutter und Sheabutter in einer feuerfesten Emaille- oder Glasschüssel über dem Wasserbad schmelzen. Die Pflanzenöle hinzufügen und weiter erwärmen, bis die Schmelze klar wird. Die Mischung vom Feuer nehmen und mit einem Kunststofflöffel ab und zu umrühren. Wenn das Körperöl auf Handwärme erkaltet ist, das ätherische Öl hinzufügen.

Dieses Körperöl wird am besten nach dem Baden oder Duschen auf die noch leicht feuchte Körperhaut aufgetragen. Es zieht sehr gut ein und lässt sich fein verstreichen. Sheabutter soll speziell gut zur Verhinderung von Schwangerschaftsstreifen und roten Äderchen sein.

Vitaminreiches Körperöl

50 ml Weizenkeimöl

50 ml Avocadoöl

2–3 Tr. ätherisches Öl

Alle Zutaten miteinander vermischen und in eine dunkle Flasche abfüllen. Das Vitamin-E-haltige Weizenkeimöl sorgt für die Elastizität der Haut und eignet sich auch sehr gut für die Dammassage zur Vorbeugung von Dammschnitten oder -rissen. Dazu wird der Damm etwa ab 6 Wochen vor der Geburt mit reinem Weizenkeimöl massiert. Am besten wenden Sie das Öl abends an und waschen es am nächsten Morgen ab, um unnötige Keime auf der Dammhaut zu vermeiden, die sich leider gerne im Öl ansiedeln.

Zinnkrautgel

100 ml destilliertes Wasser

100 ml Hamameliswasser

2–3 EL Zinnkraut (Schachtelhalm)

1 TL Guarmehl oder 2 TL Agar-Agar

Das destillierte Wasser aufkochen, über das Zinnkraut giessen, 10 Minuten ziehen lassen. Durch Kaffeefilterpapier filtrieren. Das Guarmehl oder das Agar-Agar-Pulver zugeben, in eine Flasche mit weitem Hals abfüllen und kräftig schütteln.

Dieses Gel wird etwa 10 Minuten vor dem Duschen auf die Beine aufgetragen, danach wird lauwarm abgeduscht. Auch tagsüber angewendet, wirkt dieses Gel sehr erfrischend. Zinnkraut (Schachtelhalm) enthält viele Mineralstoffe und Kieselsäure. Es wirkt belebend, straffend und leicht entwässernd.

Entspannende Bäder

Die Entspannung ist ein wichtiges Thema während der Schwangerschaft. Dazu kann nach einem anstrengenden Tag ein warmes Bad wunderbar verhelfen. Siehe dazu Seite 60–61.

Ätherische Öle, die sich während der Schwangerschaft gut eignen, sind:
- Lavendel: ausgleichend bei Stimmungsschwankungen, gegen Schlafstörungen, in Massageölen und Cremes gegen «wilde Wehen»
- Mandarine: hilft bei Verspannungen, Angst, Erschöpfung; aufhellende Wirkung
- Melisse: gegen Schlafstörungen (nächtliches Erwachen), Melancholie, nervöse Spannungen
- Rose: harmonisierend bei Depressionen, sehr hautpflegend
- Sandelholz: gegen nervöse Anspannungen, bei trockener, entzündeter Haut
- Kamille: bei Gemütsschwankungen, als Massageöl oder heisse Kompresse bei krampfartigen Beschwerden der Verdauungsorgane

Für die letzten 2 Wochen vor der Geburt:
- Jasmin: in Massageöl verwendet, stärkt und öffnet es die Gebärmutter, entspannt, erleichtert Kreuzschmerzen während der Geburt
- Muskatellersalbei: in Kombination mit Jasmin als Massageöl für die Wehenmassage, löst Verspannungen und gibt Kraft für die Geburtsarbeit

Essenzen, die während der Schwangerschaft gemieden werden sollten (vor allem nicht einnehmen!):
- Rosmarin
- Cistrose
- Verbena
- Jasmin
- Muskatellersalbei
- Majoran
- Salbei

Brustpflege

Mindestens 6 Wochen vor der Geburt wird es auch Zeit, die Brüste auf die Stillzeit vorzubereiten. Morgens und abends die Brustwarzen mit einem Waschlappen, der nicht weichgespült sein sollte, frottieren, dabei ein wenig an ihnen zupfen.

Zur Brustmassage eignet sich eine Lotion aus dem Saft von ½ Zitrone, 40 ml Mandelöl, 1 Messerspitze Aloe-vera-Pulver oder 10 ml frisches Gel vom Blatt (siehe Seite 151). Alle Zutaten mischen und die Brüste damit massieren.

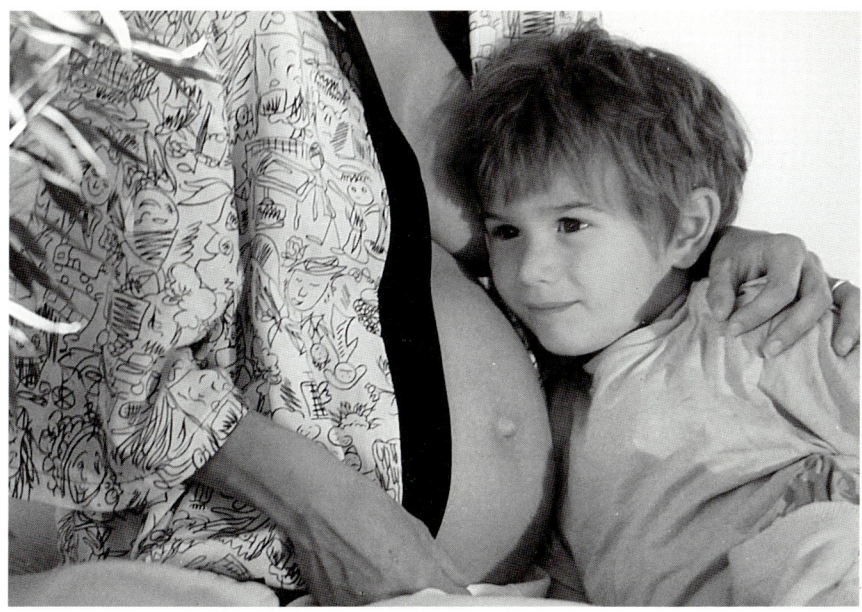

Da wir die Naturkosmetik als etwas Ganzheitliches betrachten, möchten wir zum Schluss auf eine Teemischung hinweisen, die während der Schwangerschaft und auch im Wochenbett besonders stärkend wirkt und die Geburt erleichtern kann.

Kräutertee
30 g Frauenmantel
30 g Himbeerblätter
30 g Brennesseln
20 g Anis
20 g Fenchel

1 TL dieser Teemischung mit 1 Tasse (ca. 150 ml) kochendem Wasser übergiessen, 10 Minuten ziehen lassen.

Himbeerblätter haben eine stärkende Wirkung auf die Beckenregion und die Gebärmutter. Sie sind vitamin- und mineralstoffreich und enthalten vor allem Vitamin K und Calcium. Frauenmantel unterstützt die Wirkung der Himbeerblätter. Er ist reich an Gerbstoffen und Bitterstoffen, bewirkt eine gute Durchblutung der Unterleibsorgane und macht dadurch das Gewebe elastischer. Brennesseln enthalten Vitamin A und C, Eisen und verschiedene andere Spurenelemente. Die pflanzlichen Eisenstoffe werden vom Körper gut aufgenommen. Während der Schwangerschaft spielt dies eine besonders wichtige Rolle. Anis und Fenchel wirken durch den Gehalt an ätherischen Ölen blähungswidrig, krampflösend und verdauungsfördernd. Diese Pflanzen haben auch eine milchbildende Wirkung (Stillzeit!) und eignen sich ebenfalls sehr gut als beruhigender Babytee.

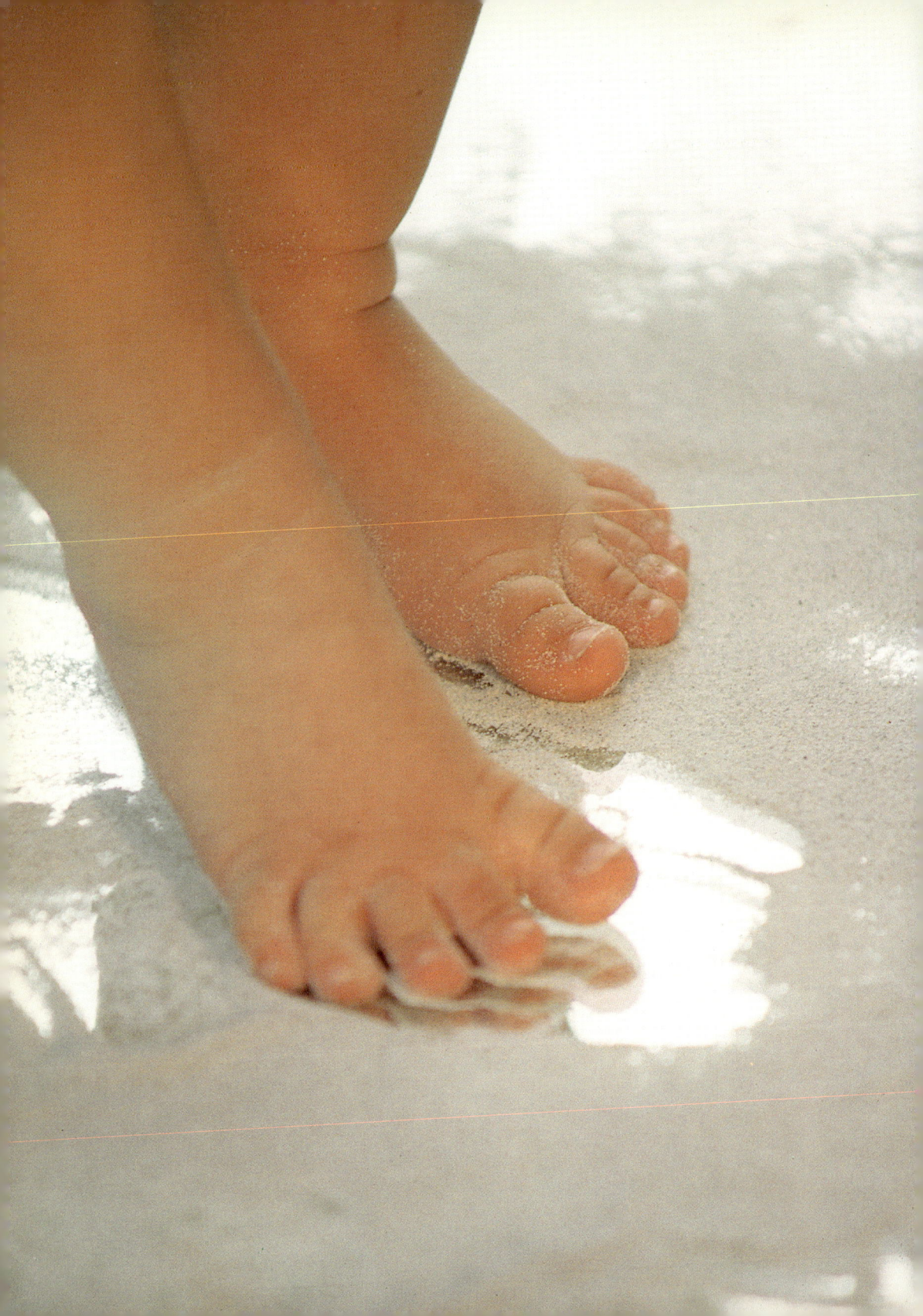

Die Haut als Sinnesorgan ist für das Kleinkind von grösster Bedeutung. Es nimmt seine Umgebung und die Mitmenschen durch seinen Tastsinn wahr. Indem es Gegenstände berührt und ergreift, lernt es seine Umwelt kennen und verändern. Bei der Kinderpflege haben wir die Möglichkeit, durch Berührung zu kommunizieren. Durch die Art und Weise, wie wir ihm Berührung zukommen lassen, nimmt das Kind auch uns wahr. Dieser direkte Kontakt zieht sich über alle unsere Begegnungen und Handlungen: bei der täglichen Körperpflege, beim Wickeln, beim Trinken und Essen.

Massage

Eine besondere Art von Kontakt, Kommunikation und Austausch mit dem Kind können wir durch eine wohltuende Massage mit einem guten und milden Massageöl erleben. Dies kann zu einer Oase im Alltag werden sowohl für die Eltern wie auch für das Kind.
Es gibt gute Literatur mit sorgfältigen Anleitungen zur sanften Kindermassage (siehe Literaturverzeichnis, Seite 159). In diesem Kapitel finden Sie eine Beschreibung der Bauchmassage, die als lindernde Massnahme bei Bauchkrämpfen oder ganz einfach zur Entspannung und Kontaktnahme angewendet werden kann.

Babymassageöl
100 ml Mandelöl
2 EL getrocknete Ringelblumen
evtl. 1–2 Tr. ätherisches Kamillenöl (bei sehr empfindlicher Haut weglassen)

Wie auf Seite 25 beschrieben, einen Ölauszug herstellen.
Ringelblumen, in Mandelöl mazeriert, eignen sich hervorragend für die Pflege der empfindlichen Babyhaut. Ringelblumen wirken mild entzündungshemmend, das Kamillenöl unterstützt diese Wirkung. Zugleich hat es blähungswidrige und krampflösende Eigenschaften und eignet sich daher ebenso wie das folgende Öl zur Anwendung bei Bauchkrämpfen.

Babyöl gegen Bauchkrämpfe
1 EL Kümmelsamen
1 EL Fenchel
1 EL Anis
100 ml Sonnenblumenöl
100 ml Jojobaöl

Kümmelsamen, Fenchel und Anis mit dem Mörser zerstossen. Dann, wie auf Seite 25 beschrieben, einen Ölauszug herstellen.

Beide Öle eignen sich vorzüglich zur Bauchmassage, um einen wohltuenden Kontakt herzustellen und zur Linderung bei Bauchkrämpfen.

Handelsübliche Babyöle enthalten oft viel Mineralöl, das aus Erdöl gewonnen wird. Diese Öle können nicht in die Haut eindringen. Sie bleiben als Film auf der Oberfläche und behindern die Hautatmung und den Stoffwechsel. Mit der Zeit können sie auch die Haut austrocknen und zu einem Hitzestau führen.

Kindermassageöl
100 ml Jojobaöl
5 Tr. ätherisches Mandarinöl
3 Tr. ätherisches Lavendelöl

Die ätherischen Öle in das Jojobaöl träufeln, die Flasche gut schütteln. Jojobaöl ist leichtflüssig, fettet nicht übermässig, schützt und pflegt die Haut optimal. Ätherisches Mandarinöl wirkt entspannend und hilft bei Trotz. Ätherisches Lavendelöl lindert Verspannungen körperlicher und seelischer Art, zum Beispiel bei Schulkindern, die sich schlecht vom Schultag lösen können.

Bei der Massage stehen Bewegung und Körperkontakt im Mittelpunkt und nicht ein sturer Ablauf. Die Bewegungen sollen weich, sanft und klar sein, niemals ruckartig. Denken wir auch daran, dass der Bauch eine «offene», weiche Körperstelle ist und sorgfältig auf die Berührung vorbereitet werden soll.

- Wählen Sie einen *warmen,* ruhigen Ort, wo Sie und das Baby sich entspannen können.
- Atmen Sie tief und bewusst, so dass Sie entspannt und wachsam werden.
- Passen Sie den Massageverlauf den Bedürfnissen des Kindes an.
- Bleiben Sie im Blickfeld des Babys während und einige Zeit nach der Massage.
- Bleiben Sie immer mindestens mit einer Hand in Berührung mit dem Baby, so werden Ihre Bewegungen fliessend, der Kontakt vertieft.
- Massieren Sie mit klaren, sanften und weichen Bewegungen. Druck ist nicht nötig, die Kraft der Hände ist auch so spürbar und überträgt sich auf das Kind.

Am besten legen Sie Ihr Kind auf ein weiches Tuch oder ein Schaffell, eventuell mit einer Stoffwindel unter dem Gesäss. Geben Sie etwas Massageöl in einem Schälchen in bequeme Reichweite. Ziehen Sie Ihr Kind aus,

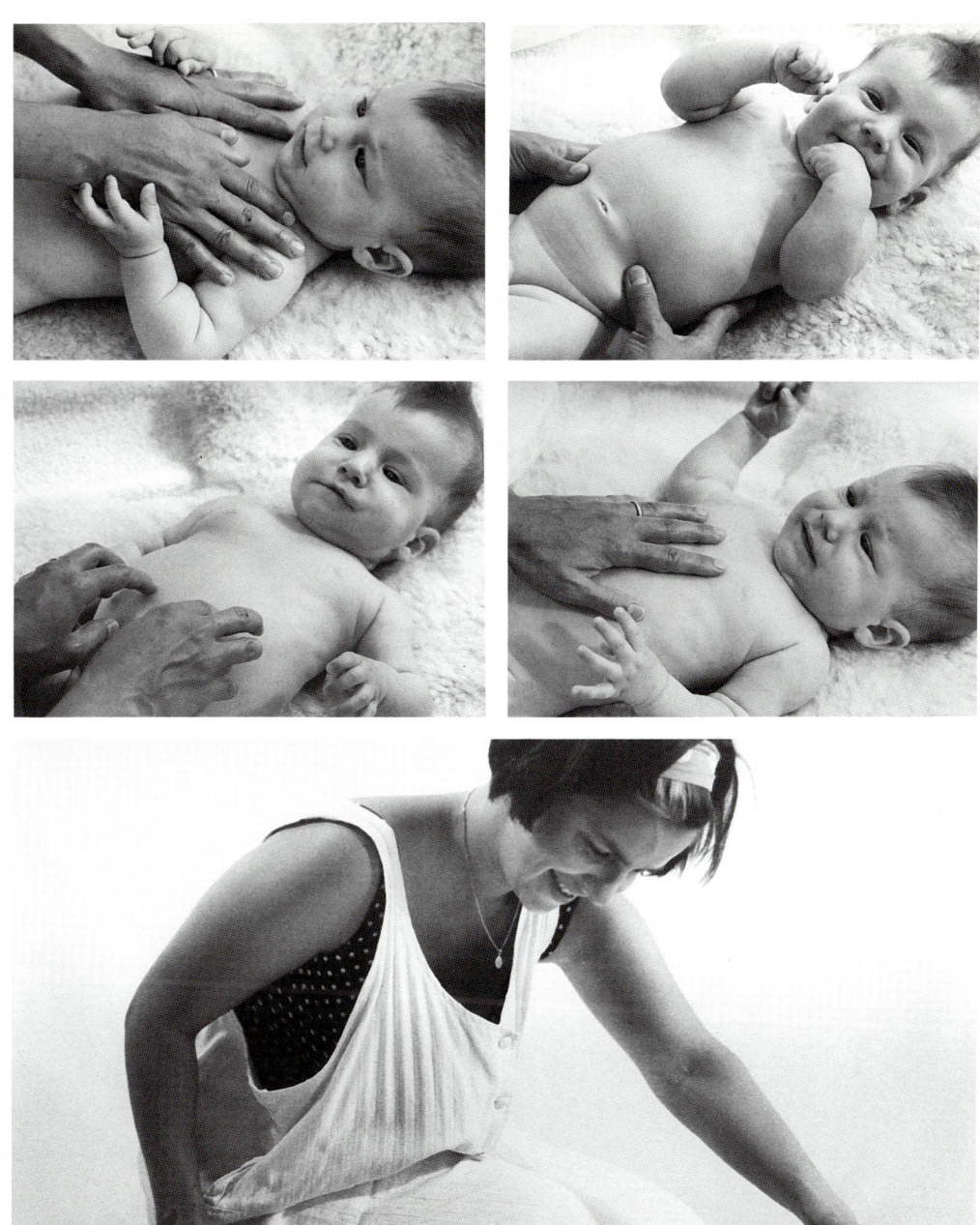

sprechen Sie mit ihm, streicheln Sie es und werden Sie sich der Würde des Kindes immer wieder neu bewusst.

Das Kind liegt vor Ihnen auf dem Rücken, Sie knien oder sitzen bequem vor ihm. Legen Sie Ihre beiden Hände (ohne Öl) sanft um das Köpfchen, ohne die Ohren zuzuhalten, und verweilen Sie einen Moment ruhig atmend. Nun massieren Sie mit den Fingerkuppen in kreisenden, rhythmischen Bewegungen ruhig und entschlossen den ganzen behaarten Kopfteil. Legen Sie dann eine Hand auf die Brust des Kindes und nehmen mit der anderen Massageöl aus dem Schälchen. Reiben Sie beide Hände damit ein, und gleiten Sie langsam über die Brust zum Bauch des Kindes. Lassen Sie Ihre Hände mit sanfter Berührung liegen und schaukeln Sie mit Ihrem Oberkörper leicht hin und her, so dass ein sanftes Wiegen entsteht. Setzen Sie nun Ihre Daumenkuppen rechts und links des Nabels flach auf und ziehen Sie sie horizontal zu den Seiten hin aus. Fahren Sie ohne Berührung mit den Daumen zurück zum Nabel, die anderen Finger liegen um die Taille des Kindes, und wiederholen Sie die ausstreichenden Bewegungen mehrmals. Machen Sie dann mit der flachen Hand kreisende Bewegungen im Uhrzeigersinn so, dass die eine Hand der anderen folgt. Zum Abschluss lassen Sie Ihre Fingerkuppen wie «Regen, der auf ein Reisfeld fällt», über die Bauchdecke wandern und schliessen mit einer sanft streichenden Bewegung der flachen Hände die Massage ab.

Milde Produkte zur Reinigung und Pflege

Die sogenannten Pflegelotionen sind meistens aus Mineralölen, viel Wasser und synthetischen Duftstoffen zusammengesetzt. Anstatt dieser Lotionen kann zum Beispiel zur Reinigung des empfindlichen Babypos das Babymassageöl (Seite 137) verwendet werden.

Ringelblumensalbe
15 g Bienenwachs
100 g Ringelblumenölauszug (siehe Seite 25)
evtl. 2–3 Tr. ätherisches Melissenöl

Bereiten Sie, wie auf Seite 49 beschrieben, eine Salbe zu.
Diese weiche, relativ fettige Salbe pflegt empfindliche Baby- und Kinderhaut. Sie schützt vor Feuchtigkeit an Gesäss und Schenkeln, verhindert Rötungen und hilft, bereits gerötete Stellen zu heilen.
Ringelblumensalbe gehört in jeden Haushalt mit Kindern; auch die Erwachsenen werden ihren Nutzen zu schätzen wissen. Sie heilt kleine Schürfungen, Verletzungen und Quetschungen. Auch bei Hautausschlägen, trockenen, juckenden Ekzemen haben wir mit der Salbe positive Erfahrungen gemacht. Im Winter ist Ringelblumensalbe ein idealer Kälteschutz für die zarte Kinder- und Babygesichtshaut und auch für Erwachsene. Sie macht

spröde, rissige Lippen geschmeidig, Rötungen und Schrunden an den Händen klingen ab. Für stillende Mütter: Ringelblumensalbe kräftigt die Brustwarzen und lässt Risse und Schrunden schnell heilen. Die Salbe ist, im Gegensatz zu Industrieprodukten, frei von Konservierungsstoffen und synthetischen Düften.

Beinwellwurzelsalbe

Aus Beinwellwurzeln lässt sich auf ähnliche Art ebenfalls eine wirksame Salbe herstellen.

Die Zutaten und die Zubereitung der Beinwellwurzelsalbe ist dieselbe wie bei der Ringelblumensalbe. Anstelle der getrockneten Ringelblumen verwenden wir für dieses Rezept eine Handvoll frischer, feingehackter Beinwellwurzeln, die am besten im Herbst geerntet werden. Die Haltbarkeit dieser Salbe ist durch die frischen Wurzeln etwas weniger lang, nämlich 2–3 Monate.

Beinwellwurzeln enthalten Allantoin in konzentrierter Form. Allantoin bewirkt, dass sich Hautzellen schnell regenerieren. Seine Heilwirkung bei Hautausschlägen und Reizungen ist altbekannt. Gerötete und gereizte Haut wird durch die Beinwellsalbe beruhigt. Auch bei Windelekzemen sind mit der Salbe gute Erfahrungen gemacht worden.

Bäder

Die auf Seite 62 beschriebenen Ölbäder eignen sich auch sehr gut für die Baby- und Kinderpflege. Das Ölbad umhüllt die Haut mit einem zarten Fettfilm und verleiht dem Kind wohltuende Wärme.

Für eine Kinderbadewanne voll Wasser benötigen Sie etwa ½ TL des fertigen Badeöls.

Für Baby- und Kinderbäder eignen sich folgende Essenzen:
- Lavendel und Melisse wirken beruhigend vor dem Schlafengehen für unruhige Kinder.
- Mandarine und Vanille sind besänftigend und beruhigend.
- Bei empfindlicher und entzündeter Haut wirkt zudem Honig besonders pflegend.

Achtung: Ätherische Öle müssen vor Kinderhänden gut geschützt aufbewahrt werden!

Honig-Milch-Bad

2 EL Honig
2 EL Milch
1–3 Tr. ätherisches Öl

Mischen und ins Badewasser geben.

Kleie-Mehl-Bad mit Kräutern

250 g feingemahlenes Hafermehl
100 g feingemahlenes Weizenmehl
5 EL Weizenkleie
je 1 EL Lavendel- und Kamillenblüten

Am besten verwenden Sie biologisches Mehl und biologische Kleie. Die Kräuter in einer elektrischen Kaffeemühle fein mahlen. Alle Zutaten miteinander mischen.
Aus Baumwollstoff (z. B. Nessel/Moulure) etwa 15 × 8 cm grosse Beutelchen nähen. Diese mit der Mischung füllen und zubinden. Während das Wasser in die Badewanne läuft, das Säcklein in den Wasserstrahl hängen. Das Baby sanft mit dem leicht ausgedrückten Säcklein waschen.
Kleie-Mehl-Bäder eignen sich besonders zur Pflege empfindlicher Haut; sie wird durch das Mehl und die Kleie zart und weich. Die Kräuter haben eine leicht beruhigende Wirkung und werden in dieser Form auch bei Überempfindlichkeit auf ätherische Öle gut vertragen.

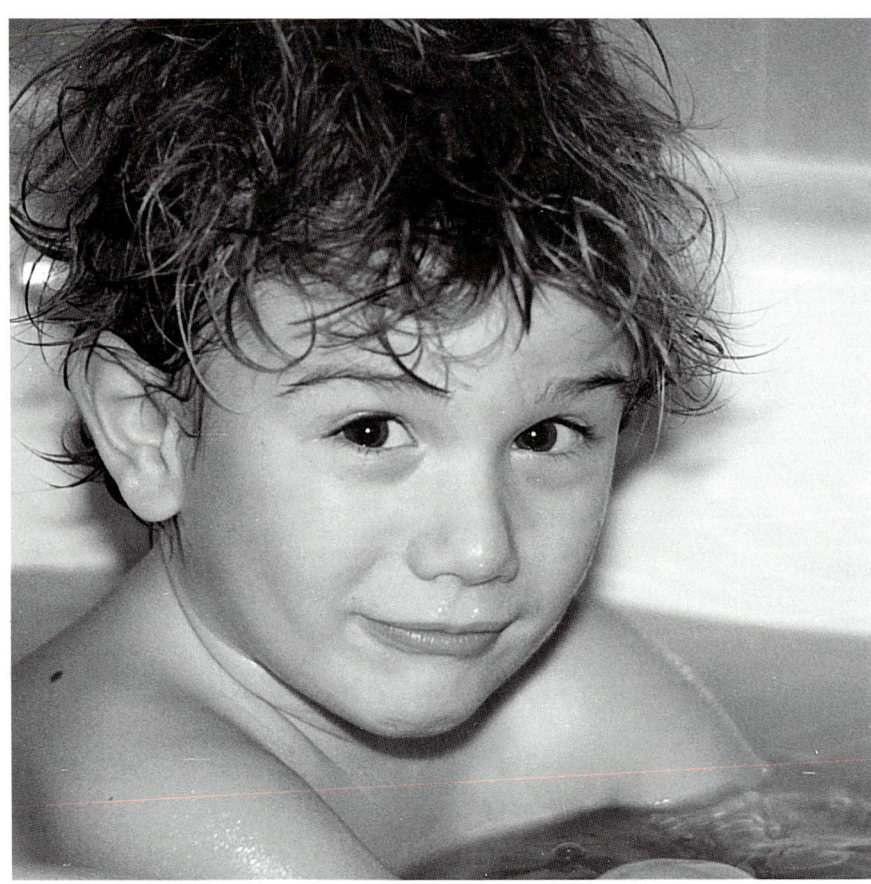

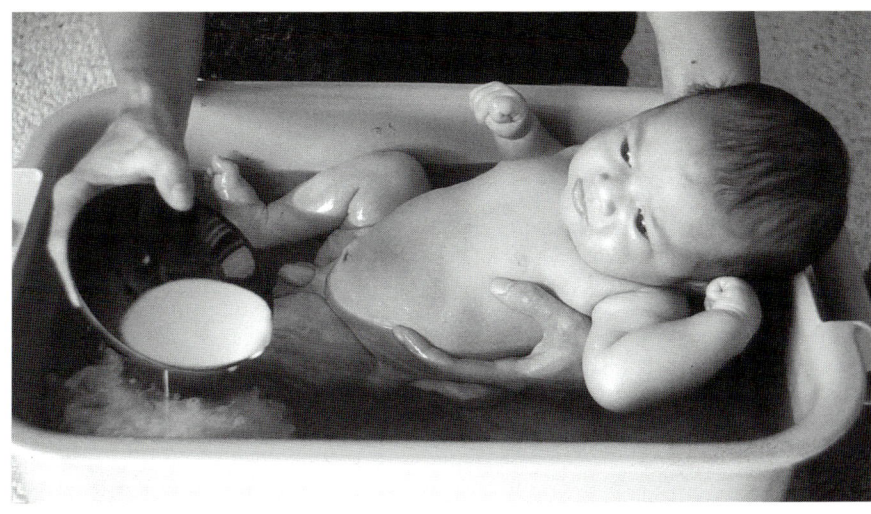

Waschgel oder Kindershampoo
50 g Betain
50 g destilliertes Wasser oder Ringelblumentee
1 Msp. Xanthan
ca. 5 Tr. ätherisches Lavendel- oder Melissenöl

Wie auf Seite 67 beschrieben, ein Duschgel zubereiten.
Dieses milde, fettfreie Gel reinigt zarte Babyhaut. Geben Sie dem Badewasser ein paar Spritzer bei oder verwenden Sie es zum Duschen für das
Kleinkind. Auch zum Haarewaschen für Kinder ist dieses Produkt sehr gut
geeignet.

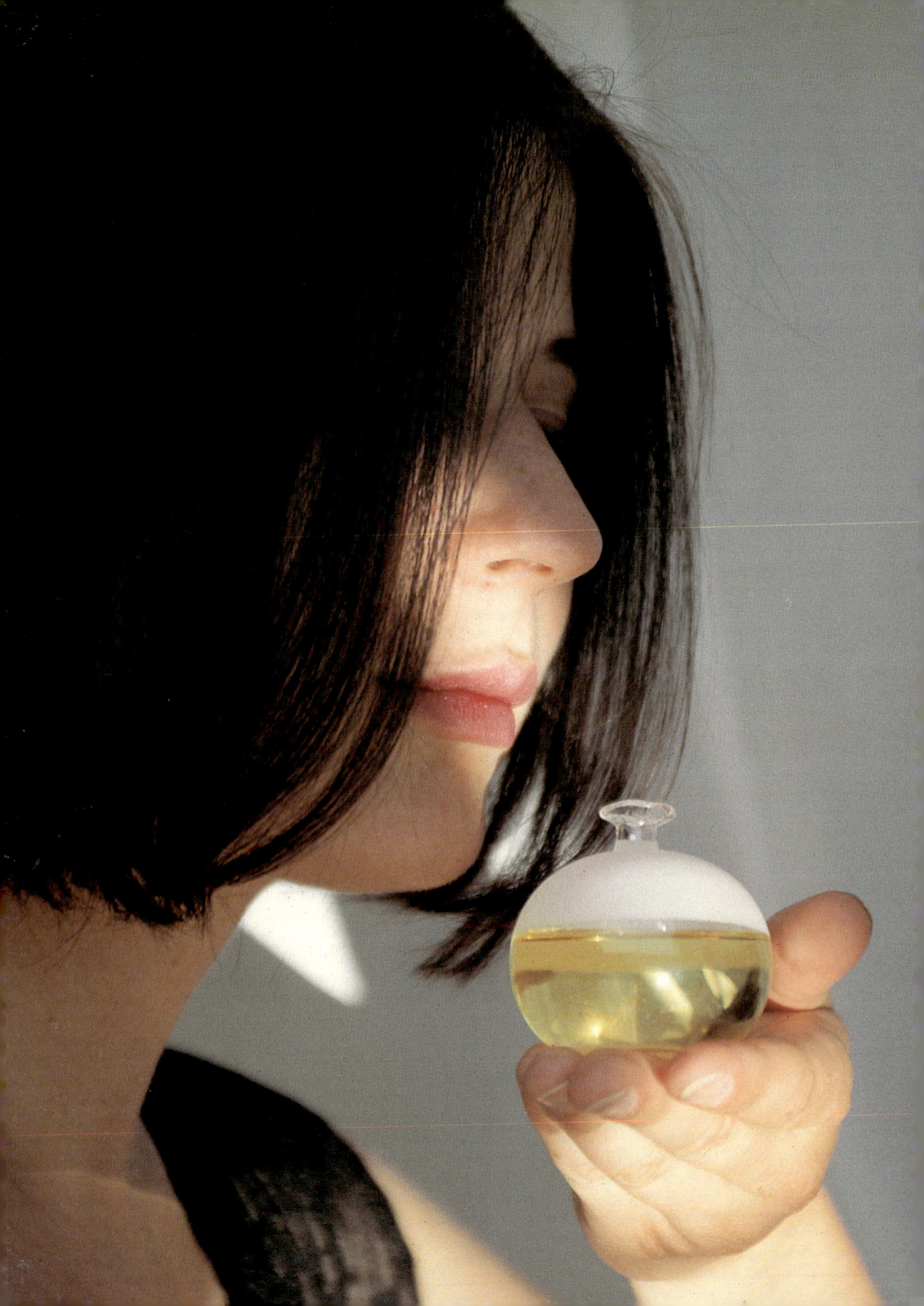

Vom Orient herkommend, nahmen die Duftstoffe ihren Weg über Ägypten nach Griechenland und Rom. Schon in der Antike wurden Räume, Kleider, Badewasser, Körperhaut und Haare mit ausgewählten Essenzen reichlich parfümiert. Weihrauch, Sandelholz, Moschus, Ambra und Styrax sind einige dieser Rohstoffe, welche zusammen mit Gewürzen wie Nelken, Pfeffer, Kardamom, Muskat, Ingwer und Vanille nach Europa gebracht wurden.

Der Wunsch, zu gefallen, seine eigene Duftnote auszusenden, entspricht einem ursprünglichen Bedürfnis der Selbstdarstellung und ist ein wichtiger Bestandteil unserer Kommunikation. Der Duft stimuliert unseren Geruchssinn, dadurch werden unsere in der Grosshirnrinde gesammelten Geruchserinnerungen angesprochen.

Die Düfte werden mit bestimmten Vorstellungen und Empfindungen in Verbindung gebracht, so nennen wir Düfte blumig oder süss, bitter oder lieblich, leicht, schwer, scharf, beissend, flüchtig oder hartnäckig, lebhaft oder zurückhaltend. Durch Geruchseindrücke können auch Erinnerungen an vergangene Ereignisse wachgerufen werden.

Grundstoffe für die Herstellung von Parfüm und Duftmischungen werden auf der ganzen Welt hergestellt, vorwiegend in warmen Regionen. Am bekanntesten sind bei uns etwa die Lavendelfelder oder der wild wachsende Ginster in Südfrankreich, die Rosenfelder in Bulgarien oder der Jasmin aus Nordafrika. In Südfrankreich konnte das Handwerk der Parfümeure schon früh Fuss fassen, waren doch aromatische Wildpflanzen, Wasserquellen, See- und Landwege, Arbeitskräfte und Kapital reichlich vorhanden. In Familienbetrieben wurden Lavendel, Ginster, Jasmin, Orangen- und Rosenblüten destilliert. Im Laufe des 19. Jahrhunderts wurde auch aus diesem Handwerk eine Industrie, die sich mehr und mehr nach Norden verlagerte. In der südfranzösischen Stadt Grasse, einst Welthauptstadt der natürlichen Parfümrohstoffe, finden wir noch heute einige der traditionsreichen und geheimnisumwobenen Familienbetriebe, die Essenzen herstellen.

Essenzen, auch ätherische Öle genannt, werden hauptsächlich durch Destillation gewonnen, ein uraltes Verfahren, das schon in der Bibel beschrieben wird. Die Duftpflanzen werden in Wasser bis zur Verdampfung erhitzt. Die Dämpfe werden abgekühlt und kondensiert, dabei scheiden sich die Essenzen auf natürliche Weise vom Wasser. Das so entstandene destillierte Wasser enthält noch einen kleinen Anteil der Essenzen, duftet also angenehm und wird zum Beispiel als Rosen- oder Orangenblütenwasser bezeichnet.

Eine weitere Möglichkeit, den Pflanzen ihre Duftstoffe zu entziehen, ist die kompliziertere Methode der Extraktion mittels flüchtiger Lösungsmittel. Das Endprodukt dieses Vorgehens nennt man Konkret und Absolut. Als Lösungsmittel werden Benzol oder Hexan verwendet, es laufen auch Pilotversuche mit CO_2, welches die Düfte weniger verändern und auch weniger gefährlich für die Gesundheit sein soll.

Durch diese beiden Verfahren werden den Pflanzen ihre ureigenen, individuellen Duftstoffe entzogen. Es handelt sich um Kostbarkeiten in hoher Konzentration. Als Beispiel: Aus 900 Kilogramm Vetiverwurzeln werden durch Destillation etwa 9 Kilogramm Essenz gewonnen.

Wenn wir diese Essenzen weiter verarbeiten, gehen wir damit sorgfältig und aufmerksam um. Eine bezaubernde Duftnote entsteht nicht durch möglichst viele Essenzen aller Richtungen, sondern durch feines Abstimmen der einzelnen Noten aufeinander. Ein Parfüm, Eau de toilette oder Eau de Cologne ist eine Komposition, die wir unseren Empfindungen und unseren Kenntnissen entsprechend zusammenstellen. Die so gewonnene Mischung lassen wir gut zwei Wochen stehen, erst dann haben sich die verschiedenen Duftmoleküle miteinander neu verbunden, und die gereifte Duftnote entsteigt der Flasche.

Parfüm, Eau de toilette, Eau de Cologne

Diese duftenden Kreationen werden meistens in Alkohol gelöst. Dazu eignet sich der echte Weingeist (auch als Äthanol oder Feinsprit bezeichnet), der nicht mit einem Zusatz denaturiert ist. Dieser Alkohol ist aber sehr teuer. Für unseren Zweck ist auch der sogenannte ARO-Sprit geeignet. Dies ist ein reiner Alkohol mit wenig Rosmarinessenz, der uns für die Herstellung von naturkosmetischen Produkten gefällt — besser als der üblicherweise mit Kampfer denaturierte Feinsprit. Parfüm enthält etwa 15–30% ätherische Öle, Eau de toilette etwa 4% und Eau de Cologne 2–3%, jeweils in 96%igem Alkohol gelöst.

Grundrezept eines Parfüms
10 ml 96%iger Alkohol (ARO-Sprit)
25–30 Tr. ätherische Öle

Eine oder mehrere Essenzen jeder Gruppe der folgenden Liste werden nach Belieben ausgewählt und im Alkohol durch Umrühren mit einem Glasstab gelöst. Das Parfüm etwa zwei Wochen «reifen» lassen (einfach verschlossen stehen lassen), damit die Essenzen sich miteinander verbinden können.

Komponenten:

- Die *Kopfnote* bilden leichte, frische, fruchtige, spritzige Essenzen. Wir nehmen sie beim Riechen eines Parfüms als erstes wahr, sie verflüchtigen sich aber relativ schnell. Dazu gehören Zitrusfrüchte wie Zitrone, Orange, Grapefruit, Bergamotte, Mandarine, Limette, Lemongras, Verbena, Pfefferminze.
- Die *Herznote* bilden blumige, weiche Düfte, die Leben und Wärme in die Mischung bringen. Diese Düfte sind weniger flüchtig. Lavendel, Rose, Melisse, Jasmin, Geranie, Muskatellersalbei, Ylang-Ylang, Litsea Cubeba.
- Die *Basisnote* sind dunklere, schwerere, warme Düfte, die von Gewürzen, Hölzern und Harzen stammen. Sie sind schwer flüchtig und relativ dickflüssig. Sie können flüchtige Essenzen am schnellen Verdunsten hindern und werden deshalb auch als «Fixative» bezeichnet. Sandelholz, Rosenholz, Zedernholz, Zimt, Nelke, Patchuli, Vetiver, Vanille. Früher wurden hauptsächlich Tierdüfte wie Moschus, Amber und Bibergeil verwendet.

Einige Vorschläge für Duftkompositionen:

Blumiger Duft
10 Tr. Rosenholz
15 Tr. Rose
5 Tr. Verbena

Orientalischer Duft
5 Tr. Sandelholz
5 Tr. Rosenholz
5 Tr. Ylang-Ylang
5 Tr. Jasmin
5 Tr. Limette

Frisch-würziger Duft
2–3 Tr. Zimt
5 Tr. Rose
5 Tr. Lavendel
10 Tr. Zitrone
evtl. 5 Tr. Lemongras

Würziger Duft
5 Tr. Zimt
2 Tr. Nelke
5 Tr. Vanille
5 Tr. Muskatellersalbei
8 Tr. Orange

Die Essenzen können für alkoholempfindliche Personen auch in Jojobaöl gemischt werden. Jojobaöl trocknet die Haut nicht aus, wirkt hautpflegend und sorgt erst noch dafür, dass die Düfte länger auf der Haut haften.
Bei der Verwendung von Parfüms mit Zitrusölen in konzentrierter Form sollte man sich nicht der Sonnenbestrahlung aussetzen. Vor allem Zitrusfruchtöl wie Bergamotte und Zitrone können in Verbindung mit Sonnenlicht zu Pigmentflecken auf der Haut führen.
Im Winter können Duftwässer auch sehr gut mit getrockneten Lavendel- und Rosenblüten, mit Orangen- und Zitronenschalen (mit dem Sparschäler

fein abgeschält) und/oder Gewürzen wie Zimtstangen, Nelken oder Stern-
anis zubereitet werden.

Das Duftwasser dient zur Erfrischung und verströmt einen feinen Duft,
der jedoch nicht lange anhält. Schläfen, Handgelenke und Nacken werden
mit dem Blütenauszug betupft. Als ich einmal im Spital lag, erfreute mich
ein Freund mit einer Flasche meines selbsthergestellten Lavendelwassers,
die er aus unserem Laden besorgte. Der erfrischende Duft und die beruhigende Wirkung taten sehr gut ...

Parfümcreme
20 ml Jojobaöl
2 g Kokosfett
3 g Bienenwachs
15–25 Tr. ätherisches Öl, einzeln oder gemischt

Bienenwachs und Kokosfett in eine feuerfeste Glas- oder Emailleschale
geben und im Wasserbad schmelzen. Das Jojobaöl dazugeben. Die klare
Schmelze etwas abkühlen lassen. Unterdessen in einem kleinen Cremetöpfchen das ätherische Öl oder die gewünschte Mischung vorbereiten.
Die Öl-Wachs-Mischung darübergiessen. Nach dem Festwerden verschliessen. Auch diese Parfümcreme wie das Parfüm gut verschlossen etwa
2 Wochen reifen lassen. Ein Parfüm, auf diese Weise zubereitet, ist sehr
praktisch zum Mittragen in der Handtasche. Auch Alkoholallergien sind mit
dieser Rezeptur ausgeschlossen.

Düfte für den Raum

Düfte beeinflussen wesentlich die Ausstrahlung und Wirkung eines Rau-
mes und auch die Stimmung seiner Bewohner.

Duftlampen vermitteln uns eine Möglichkeit, mit Düften zu experimentieren, sie kennenzulernen und ihre Wirkungen über die Atemwege zu spüren. Duftlampen sind Gefässe aus Keramik, Glas oder Porzellan mit einer
Schale, in die man warmes Wasser und Essenzen gibt. Das Wasser wird
mittels eines Teelichtes erwärmt. Der Wasserdampf trägt die Duftstoffe in
den Raum. Duftlampen können kleine Kunstwerke sein und schon durch
ihre Form, Farbe und das Kerzenlicht bezaubern.

Mit *Duftsteinen* können wir auf sanfte Art den Raum leicht parfümieren.
Wir träufeln einfach einige Tropfen der gewünschten Essenz auf einen
porösen Keramikstein.

Wir wollen Ihnen einige Vorschläge zum «Beduften» verschiedener Räume
geben. Versuchen Sie am Anfang einzelne Düfte, mit der Zeit können Sie
eigene Duftmischungen kreieren. Füllen Sie die Schale Ihrer Duftlampe zu
zwei Dritteln mit lauwarmem Wasser. Je nach Raumgrösse geben Sie 4–8
Tropfen ätherisches Öl hinzu.

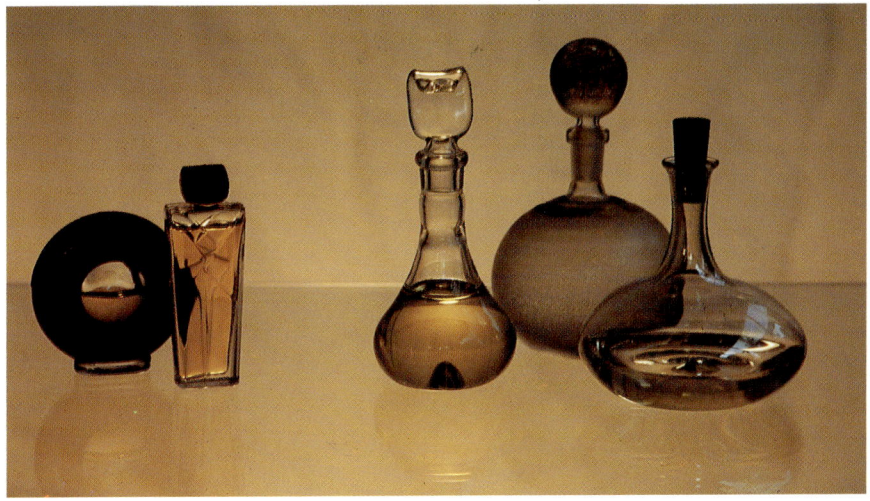

- Essenzen für das Arbeitszimmer, belebend, anregend, konzentrationssteigernd, erfrischend: Zitrone, Grapefruit, Bergamotte, Kiefer, Lemongras

- Essenzen für das Wohnzimmer, harmonisierend, gegen schlechte Gerüche wie kalter Zigarettendunst und Küchendüfte: Mandarine, Salbei, Bergamotte, Geranie, Eisenkraut, Muskatellersalbei, Lemongras, Lavendel

- Essenzen für das Schlafzimmer, entspannend, beruhigend, schlaffördernd, auch bei Stresszuständen: Lavendel, Sandelholz, Melisse, Kamille, Orange, Rose

- Essenzen mit sinnlicher Wirkung: Jasmin, Sandelholz, Ylang-Ylang, Rose, Zimt

- Essenzen für das Kinderzimmer: Mandarine (wirkt auch gegen Trotz!), Orange, Vanille, Zimt

- Bei Krämpfen (Koliken) und Magen-Darm-Beschwerden: Kamille

Viele ätherische Öle haben auch eine desinfizierende, stark keimtötende Wirkung und eignen sich sehr gut zum Vorbeugen von Erkältungskrankheiten. Bei Grippe, Husten und Erkältung können sie wesentlich Erleichterung bringen.

- Zur Stärkung der Abwehrkräfte: Eucalyptus, Pfefferminze, Lavendel

- Bei Husten, auswurffördernd: Thymian, Kiefer, Fichte, Anis, Ysop

- Bei Schnupfen und für die Atemwege: Eucalyptus, Pfefferminze, Salbei, Thymian, Lavendel

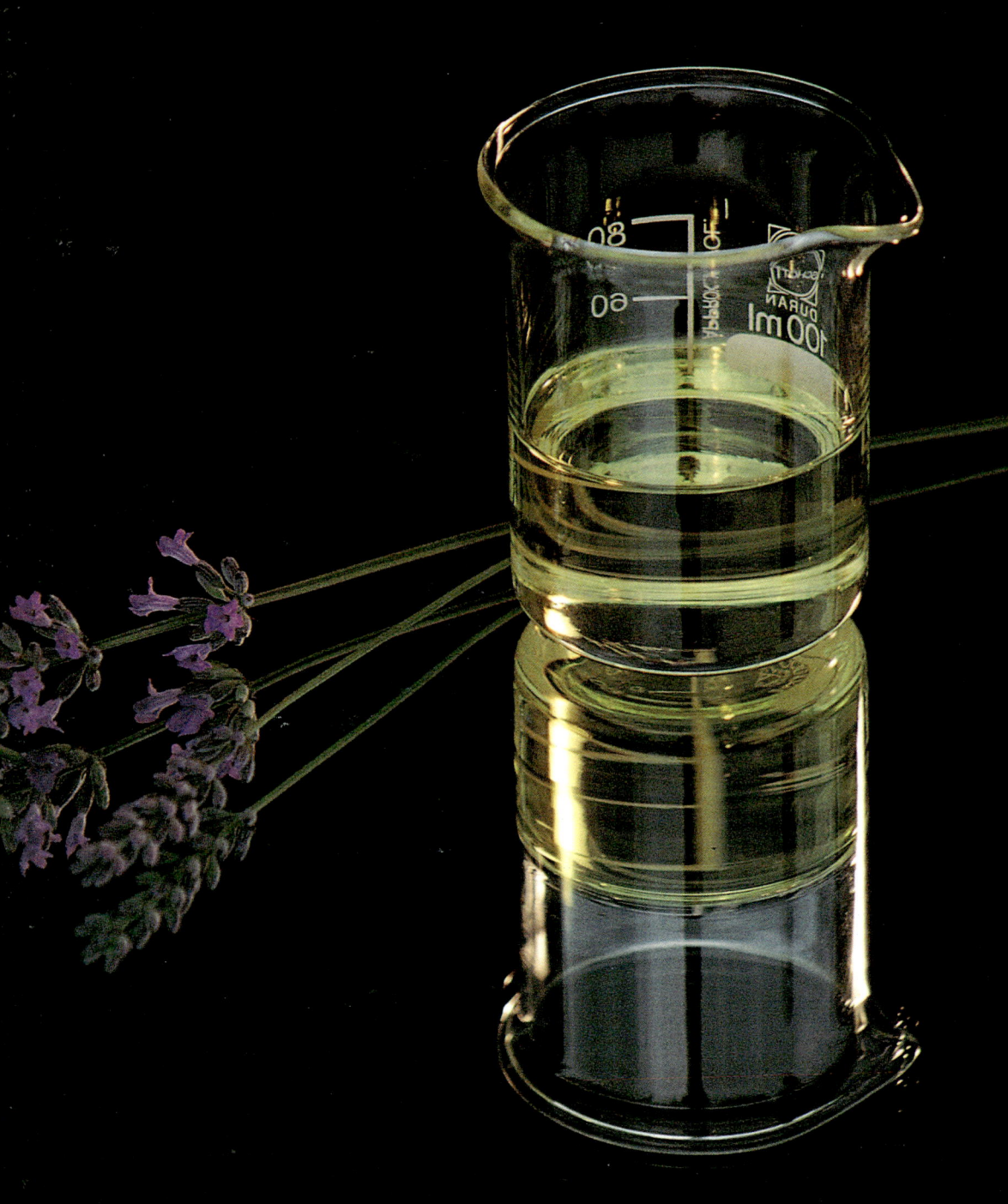

Anhang

Rohstoffe

Agar-Agar
Natürlicher Gelbildner, der aus Meeralgen gewonnen wird.

Allantoin
Dieser Wirkstoff kommt in der Natur in der Beinwellwurzel vor. Er hat eine heilende Wirkung auf die Haut und verleiht ihr ein gesundes Aussehen.

Alkohol
Alkohol wird als Lösungsmittel für Lotionen, Tinkturen, Parfüms und als Desinfektionsmittel eingesetzt. Es gibt ganz verschiedene Alkoholarten in flüssiger oder fester Form. Die flüssigen Alkohole werden meistens durch Vergären von verschiedenen Zuckerarten gewonnen. Flüssiger Alkohol, den wir für die Naturkosmetik verwenden, nennt sich auch Äthanol (= Äthylalkohol), Feinsprit oder Weingeist (er ist meistens mit 1 Promille Kampfer vergällt, damit er untrinkbar wird). Natürlich eignet sich auch der echte, unvergällte Weingeist, der aber sehr teuer ist, da er mit einer Steuer belegt ist. Für unsere Zwecke am besten geeignet ist der sogenannte ARO-Sprit. Dies ist ein reiner Alkohol mit wenig Rosmarinessenz. Zu den Alkoholen gehört auch das Glycerin, das wir aber wegen der hygroskopischen, wasserentziehenden Wirkung für die Naturkosmetik nicht empfehlen. Isopropylalkohol finden wir wegen des unangenehmen Geruchs ebenfalls nicht geeignet für unsere Rezepte. Es gibt auch feste Alkohole wie Cetylalkohol, der aus Palmwachsen gewonnen wird, und die Zuckeralkohole wie Sorbit und Xylit. Allen Alkohlen ist gemeinsam, dass sie mindestens eine OH-Gruppe (Sauerstoff-Wasserstoff-Gruppe) in ihrer Kohlenstoff-Kette haben.

Aloe-vera
Eine kaktusähnliche Wüstenpflanze. Sie wurde von den Indianern jahrhundertelang als Wund- und Heilmittel verwendet. Neuere Forschungen haben gezeigt, dass diese Pflanze die Bildung von neuen Hautzellen aktiviert. Sie befeuchtet die Haut und hält sie weich. Sehr empfindliche Personen können auf Aloe-vera allergisch reagieren. Aloe-vera kann direkt vom frischen Pflanzenblatt gewonnen werden. Dazu wird ein Pflanzenblatt mit einem scharfen Messer quer abgeschnitten und ausgepresst. Es gibt Aloe-vera aber auch in Pulverform zu kaufen (siehe Bezugsquellen Seite 159).

Aprikosenkernöl
Ein hochwertiges Pflanzenöl für trockene und empfindliche Haut. Es wird relativ leicht ranzig. Kaufen Sie also nur kleine Mengen.

Aqua conservans
siehe Konservierungsstoffe

Arnika
Sehr heilkräftige, geschützte Heilpflanze; reich an ätherischem Öl, Gerbsäure und Harzen. Die Tinktur wird vor allem als Wundheilmittel bei Verletzungen, Blutergüssen, Quetschungen verwendet. Ölige oder alkoholische Arnikaauszüge wirken entzündungshemmend und durchblutungsfördernd. Achtung: Bei empfindlichen Personen kann Arnika Allergien auslösen! Eine mildere Pflanze mit ähnlicher Wirkung ist die Ringelblume.

Augentrost
Entzündungshemmende, adstringierende Heilpflanze. Getrocknet wird sie als Tee zubereitet und für Augenkompressen, Augenbäder und für Lotionen bei Akne verwendet.

Avocadoöl
Aus der birnenförmigen Avocadofrucht, die ursprünglich aus Mexiko stammt und heute vor allem in Israel kultiviert wird, gewonnenes Öl. Die Avocado ist reich an Vitaminen (A, B, D, E), Pan-

tothensäure und Lecithin. Avocadoöl zählt zu den stabilen Ölen. Es dringt gut in die Haut ein, hinterlässt aber einen leichten Fettglanz. Das frische Fruchtfleisch kann für Masken verwendet werden.

Azulen
Im ätherischen Öl der Echten Kamille enthaltener blauer Wirkstoff mit desinfizierender Wirkung.

Banane
Enthält viele Vitamine, Mineralstoffe und Spurenelemente. In der Naturkosmetik wird die Banane besonders für trockene Haut verwendet. Aber Achtung: Bananen enthalten auch Säuren! Bei empfindlicher Haut kann die Wirkung mit Rahm gemildert werden.

Betain
Ein sanftes Tensid, das in der Natur in der Zuckerrübe vorkommt. Heute wird es synthetisch aus Kokosfetten gewonnen.

Bienenwachs
Stoffwechselprodukt der Honigbienen. *Cera flava:* natürliches, gelbes Bienenwachs; *Cera alba:* gebleichtes, weisses Wachs. Bienenwachs ist ein Konsistenzgeber für Cremes mit leicht emulgierender und konservierender Wirkung.

Bier
Enthält Vitamin B und Proteine. Hilft bei übermässiger Talgsekretion gegen fettiges Haar. Bier festigt das Haar und gibt schönen Glanz.

Bierhefe
Sehr vitaminreiches Nebenprodukt der Bierherstellung. Vor allem bei Akne und unreiner Haut äusserlich und innerlich anwendbar.

Birke
Enthält Gerbstoffe, Bitterstoffe, Saponine, Harz und Vitamin C. Wegen der adstringierenden Wirkung verwenden wir Birke zur Pflege von Haaren und Kopfhaut.

Bisabolol
Hauptwirkstoff des ätherischen Kamillenöls, das aus den Blüten der Echten Kamille gewonnen wird. Der natürliche Wirkstoff ist sehr kostspielig. Bisabolol wird heute oft durch Synthese naturidentisch hergestellt.

Borax (Natriumtetraborat)
Mineralisches Pulver, das früher häufig als konservierendes Emulgierungsmittel in der Kosmetik eingesetzt wurde. Wir empfehlen Borax nicht, da besonders bei Kleinkindern Vergiftungserscheinungen aufgetreten sind.

Brennesseln
Reich an mineralischen Spurenelementen (Natrium, Kalium, Eisen und Kieselsäure). Durchblutungsfördernd, zur Pflege von Haaren und Haarboden geeignet.

Carnaubawachs
Hartes Wachs, das durch Bürsten einer südamerikanischen Palmenart gewonnen wird. Schmilzt bei etwa 80 °C. Wird für Lippenstifte und Pomaden eingesetzt.

Cetylalkohol
Fester Alkohol, der synthetisch aus Palmwachsen gewonnen wird. Cetylalkohol ist ein Konsistenzgeber in Cremes, der nach einigen Tagen härtet. Pflanzliches Ersatzprodukt für Walrat.

Destilliertes Wasser
Durch Destillation gereinigtes Wasser, frei von Mineralien (Kalk, Eisen, Schwermetalle). Eignet sich für die Herstellung von Kosmetika.

Distelöl (Safloröl)
Kaltgepresstes Öl aus den Samen der Färberdistel, reich an essentiellen Fettsäuren. Gehört zu den leichten, feinflüssigen Pflanzenölen, die sich vor allem für Mischhaut und fette Haut und für leichte Cremes eignen.

Efeu
Kletterpflanze mit adstringierender, mild desinfizierender Wirkung. Wird in Massageölen und Badezusätzen verwendet.

Eibisch
Enthält viele Schleimstoffe, die nervöse, trockene und unreine Haut beruhigen und glätten.

Eichenrinde
Wirkt durch Gerbstoffe vor allem adstringierend und desodorierend und wird vor allem für Fussbäder eingesetzt.

Eigelb
Reich an Lecithin, Mineralstoffen und Vitaminen.

Beliebte Zutat für die Herstellung von Frischkosmetik (Masken, Packungen Haarpflegeprodukte).

Erdnussöl
Stabiles Pflanzenöl, das erst nach langer Zeit ranzig wird. Es ist reich an essentiellen Fettsäuren und enthält einen leichten UV-Filter.

Elastin
siehe Kollagen

Emulgatoren
Substanzen, die Fett- und Wasserphase in kosmetischen Produkten miteinander verbinden. Natürliche Emulgatoren: Lecithinarten, Lanolin anhydrid. Synthetische, «sanfte» Emulgatoren: Tegomuls, Lamecreme (Mono-Di-Glyceride).

Farnesol
Bestandteil ätherischer Öle, die in Lindenblüten, Jasmin oder Rosen vorkommen. Farnesol ist eine Alkoholart mit bakterienwachstumshemmender Wirkung. Natürliches Farnesol ist sehr teuer; es wird auch naturidentisch hergestellt.

Fenchel
Ätherisches Öl enthaltende Pflanze mit blähungswidriger Wirkung. Fenchel hilft bei entzündeten, müden Augen.

Gänseblümchen
Wird in der Kosmetik für fettende Haut zur Regulierung der Talgproduktion eingesetzt.

Glycerin
Ölige, hygroskopische (= wasseranziehende) Flüssigkeit; Alkoholart. Wegen der austrocknenden Wirkung verwenden wir Glycerin nicht für Naturkosmetik.

Guarmehl
Pulver aus den gemahlenen Samen eines indischen Baumes. Gelbildner und Stabilisator für naturkosmetische Produkte.

Gurken
Sehr vitaminreich. Sie enthalten auch Enzyme, Mineralstoffe und Spurenelemente wie z.B. Schwefel. Gurken haben eine straffende, sehr erfrischende und klärende Wirkung auf die Haut.

Hafer
Fein gemahlener Hafer ist angenehm-pudrig anzufühlen. Wird für Masken, Bäder und Peelings speziell für unreine Haut verwendet (hautklärend und -verfeinernd).

Hamamelis
Auch Zaubernuss genannt, stammt ursprünglich aus Ostasien. Bei uns kann man den Zierstrauch oder -baum oftmals im Spätwinter blühend sehen. Aus den Blättern werden mittels Wasserdampfdestillation der Extrakt und das Hamameliswasser gewonnen. Diese enthalten Gerbstoffe und ätherische Öle. Sie wirken adstringierend und leicht entzündungshemmend und eignen sich vor allem in Cremes, Lotionen und als Gesichtswasser zur Pflege der schnell fettenden, entzündlichen, grossporigen Haut. Als Gesichtswasser kann Hamameliswasser pur verwendet werden. Auch zur Pflege der Kopfhaut, für die Füsse und Beine geeignet.

Hefe
siehe Bierhefe

Heidelbeeren
Pflanzenhaarfarbe für dunkelblonde bis braune Haare; ergibt einen Ascheton.

Heliozimt
siehe Konservierungsmittel

Henna
Pflanzliches Haarfärbemittel, das aus den Blättern des tropischen Zypernstrauches gewonnen wird. Die getrockneten Blätter werden gemahlen und ergeben ein grünliches Pulver. Siehe auch Kapitel Haarfärben, Seite 91.

Honig
Bienenhonig ist ein sehr wertvolles Schönheitsmittel. Er ist sehr reich an Mineralien, Vitaminen, Enzymen und pflanzlichen Aromastoffen. Je nach Herkunft gibt es ganz verschiedene Honigsorten (Berg-, Wald-, Wiesen-, Blütenhonig usw.). Der pH-Wert des Honigs entspricht dem des Säureschutzmantels der Haut, er wirkt deshalb pflegend, straffend, bakterienhemmend bei spröder, rissiger, empfindlicher und unreiner Haut. Honig kann in Masken, Gesichtswässern, Bädern, Cremes und zur Haarpflege verwendet werden. Achtung: Honig nicht in zu heissem (nur in lau-

warmem) Wasser auflösen. Wertvolle Wirkstoffe könnten sonst verlorengehen.

Jasmin

Das süssduftende ätherische Öl der zierlichen Jasminpflanze wird für edle Parfüms und kostbare Cremes für trockene, zu Ekzemen neigende Haut verwendet. Es wirkt auch uterusstärkend, ist also ein spezielles Öl für Frauen (während Schwangerschaft und Menstruation).

Johanniskraut, -öl

Heilpflanze, die um den 24. Juni (St. Johannistag) goldgelb blüht. Das Johanniskraut enthält den roten Farbstoff Hypericin. Die frische Pflanze, im Olivenöl mazeriert, ergibt das Johannisöl. Es ist wirksam bei leichten Verbrennungen, Blutergüssen, Quetschungen, Gliederschmerzen. Kosmetisch setzen wir Johannisöl vor allem in Akneprodukten ein. Achtung: Johannisöl enthält ein photodynamisches Pigment, das die Haut sonnenempfindlich macht!

Jojobaöl, -wachs

Chemisch gesehen ist Jojobaöl ein Wachs. Jojobaöl wird aus den nussartigen Samen einer Wüstenpflanze gewonnen. Dieses kostbare Öl unterstützt das natürliche Feuchthaltevermögen der Haut. Es lässt sich leicht und gleichmässig auftragen und macht die Haut sehr geschmeidig. Bei empfindlichen Kosmetika trägt es zur Stabilisierung bei, d. h., es kann sie haltbarer machen. Die Indianer Mexikos verwendeten das Jojobaöl jahrhundertelang als Wundheilmittel und als Heilmittel bei Hautproblemen, z. B. Akne. Durch seinen natürlichen Sonnenschutzfaktor (etwa Faktor 4) schützt es die Haut vor den UV-Strahlen.

Kakaobutter

Ein sehr hochwertiges, natürliches Fett, das bei der Herstellung des Kakaos als Nebenprodukt gewonnen wird. Die Beigabe von Kakaobutter ergibt weiche, leichte Cremes, die die Haut zugleich mit einem feinen Fettfilm schützen, ohne die Poren zu verstopfen.

Kamille

Echte Kamille und Römische Kamille. Die Blüten der Echten Kamille enthalten Bisabolol und das blaue Azulen. Sie wirken entzündungshemmend, desinfinzierend, desodorierend und wundheilend. Die Römische Kamille ist reich an wichtigen gelben Farbstoffen, die blondes Haar aufhellen; sie wird vor allem in Haarspülungen und Shampoos verwendet. Wenn Sie in homöopathischer Behandlung sind, sollten Sie kamillenhaltige Produkte meiden; sie verzögern die Wirkung der Medikamente.

Klettenwurzel

Enthält ätherisches Öl, Schleim- und Gerbstoffe. Ölauszug und Tinktur werden gerne zur Pflege der trockenen, schuppigen Kopfhaut und bei spröden Haarspitzen verwendet.

Kollagen und Elastin

Eiweissstoffe (Proteine), die aus billigen Schlachtabfällen, Tierhäuten, Sehnen und Knorpel, stammen. Natives Kollagen stammt aus dem Bindegewebe junger Tiere. Kollagenmoleküle sind zu gross, um in tiefe Hautschichten einzudringen. Jedoch kann es auf der Hautoberfläche einen Film bilden, der Feuchtigkeit speichert.

Konservierung

Konservierungsmittel sind bakterien- und pilztötende Substanzen, die zur Haltbarmachung von kosmetischen Produkten dienen. Zu den milderen Konservierungsstoffen gehören:

- *Parabene,* auch PHB-Ester genannt (Parahydroxibenzoesäureester). Parabene enthalten Nipagin und Nipasol und sind chemisch der Salicylsäure sehr ähnlich. Parabene sind seit den 30er Jahren bekannt und gelten als relativ harmlos. Sie kommen auch in der Natur vor (z. B. in Gewürzen) und schützen vor Schimmel- und Hefepilzen. Trotzdem gibt es Leute, die darauf allergisch reagieren. Dosierung: 1–2 Tr. auf 10 g Creme.
- *Aqua conservans:* Bezeichung für Wasser, das mit Parabenen konserviert ist. Aqua conservans ist auch als fertig zubereitetes Konzentrat erhältlich, das der Wasserphase in Cremes beigefügt werden kann. Dosierung: 10 ml Konzentrat auf 1 l destilliertes Wasser oder 3–5 Tr. auf 10 ml Creme.
- *Kaliumsorbat:* Das Salz der Sorbinsäure kommt in der Natur vor und trägt den Namen der Vogelbeere (Sorbus aucuparia). Kaliumsorbat ist ein biologisches Konservierungsmit-

tel, das heute aber meist synthetisch hergestellt wird. Es ist auch für Lebensmittel zugelassen. Auf empfindlicher Haut kann es Brennen verursachen. Kaliumsorbat wirkt am besten bei ph-5. Bei ph-Werten über 6 verliert sich der konservierende Effekt.

- *Heliozimt:* Kombination von Heliotropin (ätherisches Öl des Heliotropium, Skorpionskraut) und Hydrozimtalkohol (Alkoholart mit Zimtaromamolekül). Hemmt das Bakterienwachstum, tötet Keime aber nicht. Wurde von der WDR-Hobbythek zusammen mit einem Chemiker entwickelt. Dosierung: 1–2 Tr. auf 10 g Creme.
- *Benzylalkohol:* Aromatischer Alkohol, der häufig in der Natur in duftenden Blüten vorkommt. Biologisch konservierender Duftstoff.

Konsistenzgeber

Bestimmen die Festigkeit einer Creme oder Salbe. Dazu gehören: Bienenwachs, Kakaobutter, Sheabutter, Cetylalkohol.

Lamecreme

Speiseemulgator, der für die «sanfte Kosmetik» verwendet wird. Mischung von Mono- und Diglyceriden von Zitronensäureestern und Speisefetten. Bildet Mischemulsionen O/W-W/O.

Lanolin anhydrid, Wollwachs

Sekret der Talgdrüsen der Schafe, wird bei der Wolleverarbeitung gewonnen. Leider ist dieser altbewährte Rohstoff heutzutage oft mit Pestiziden belastet, die von Bädern stammen, in denen die Schafe vor dem Scheren gegen Ungeziefer im Fell behandelt werden. Seit den letzten Jahren gibt es Lieferanten, die auf rückstandsfreiere Ware achten, aber vollends ist dieses Problem nicht gelöst. Lanolin anhydrid ermöglicht es, Wasser- und Fettphase in Cremes miteinander zu verbinden. Es stabilisiert W/O-Emulsionen und wird von der Haut gut aufgenommen. Wollwachs ist wasserfrei und kann das Doppelte seines Gewichts an Wasser aufnehmen. Mit Wasser versetztes Wollwachs heisst Lanolin.

Lavendel

Wichtige Heilpflanze mit beruhigender Wirkung, reich an ätherischem Öl und Gerbstoffen. Lavendel mit seinem sanften Duft eignet sich dank des-

infizierender, entzündungshemmender Wirkung speziell für empfindliche, trockene, auch unreine und Aknehaut. Seit alten Zeiten wird Lavendel in der Parfümerie verwendet, es ist Bestandteil vieler Eau de Colognes.

Lindenblüten

Reich an ätherischen Ölen und Schleimstoffen. Verwendung für Haarspülungen und als entspannender Badezusatz.

Lecithin

Lecithin ist ein Bestandteil der Zellen des menschlichen Körpers ebenso wie vieler tierischer und pflanzlicher Zellen. Pflanzliches Lecithin wird vorwiegend aus der Sojabohne gewonnen. Für kosmetische Produkte wird Lecithin als natürlicher Emulgator verwendet. Der Nachteil von mit Lecithin emulgierten Cremes: Lecithin in Verbindung mit wässrigen Anteilen verdirbt schnell und verlangt Konservierungsstoffe. Nur ölige Produkte sind weniger gefährdet. Lecithinarten:

- *Sojalecithin* (Rohlecithin) entsteht bei der Gewinnung von Sojaöl und besteht zu 63% aus verschiedenen Lecithinarten (Phospholipiden, v. a. Cholinphospholipid) und 37% aus Sojaöl. Eignet sich vor allem zum Herstellen von kaltgerührten Cremes. Sojalecithin ist der Rohstoff für die Gewinnung der anderen Lecithinarten.
- *Lecithin CM:* Wird aus Sojalecithin gewonnen. Anwendung für pharmazeutische Produkte; Diätnahrungsmittel, Gelatinekapseln. Kann für Cremes und Shampoos, heiss- oder kaltgerührt, verwendet werden.
- *Fluidlecithin super:* besteht zu mindestens 50% aus Cholinphospholipid, das aus dem Rohlecithin gewonnen wird. Es ist mit Distelöl verdünnt und hat sehr hautpflegende Eigenschaften.
- *Lecithin BE:* Bei der Gewinnung durch ein Enzym leicht verändertes Rohlecithin. Eignet sich vor allem für Badeöle.

Liposome

Winzige Fettkügelchen, mit Wasser und verschiedenen Wirkstoffen gefüllt. Sie können die Zellmembran durchdringen und in tiefere Hautschichten gelangen. Die Auswirkungen der Liposome sind sehr umstritten.

Litsea cubeba

Lorbeergewächs aus China. Das ätherische Öl wird aus den Baumfrüchten gewonnen. Fruchtigsüsser Duft, herrlich in Duschbädern, Körpermilchen, Parfüms.

Mandelöl

Das süsse Mandelöl wird aus den Früchten des Mandelbaumes gewonnen. Es gehört zu den klassischen, altbekannten Kosmetikölen. Mandelöl fettet nicht übermässig, wird von jeder Haut gut aufgenommen und hinterlässt ein schönes Pflegegefühl. Mandelöl ist relativ stabil gegen Ranzigwerden.

Melisse (Zitronenmelisse)

Enthält herrlich duftendes ätherisches Öl mit krampflösender und entzündungshemmender Wirkung. Verwendet wird vor allem der Ölauszug oder das ätherische Öl für die Pflege der trockenen, empfindlichen Haut. Echtes Melissenöl ist sehr teuer, da die Pflanze nur wenig ätherisches Öl enthält. Das im Handel erhältliche «Oleum melissae indicum» wird meistens über Zitronengras destilliert, das eine ähnliche Wirkung hat.

Olivenöl

Wird aus reifen Oliven gepresst. Es gibt verschiedene Qualitäten von Olivenöl, die mit der Art der Pressung zusammenhängen. Das kaltgepresste Olivenöl mit der typisch grünen Farbe und seinem speziellen Geschmack wird für Ölauszüge, Salben, Massage- und Haarpflegemittel verwendet. Es ist auch ein wichtiger Bestandteil der Seifenherstellung (Savon de Marseille) und hat einen leichten UV-Filter.

Orangenblütenwasser

Orangenblütenwasser wird bei der Destillation von Orangenblütenöl gewonnen. Echtes Orangenblütenwasser ist ein kostbarer Zusatz für naturkosmetische Produkte. Das heute in Drogerien und Apotheken normalerweise erhältliche Orangenblütenöl ist meistens destilliertes Wasser mit naturidentischem Orangenblütenöl.

Orangenblütenöl

Aus den Blüten des Orangenbaumes gewonnen. Duftöl zur Parfümierung kosmetischer Produkte für trockene Haut. Echtes Orangenblütenöl ist sehr teuer. Oft wird naturidentisches Öl eingesetzt.

Orangenöl

Kaltgepresstes ätherisches Öl aus den Schalen der Orangen. In Cremes für trockene, spröde, schlecht durchblutete Haut (Sonnenlicht!). Schöner, erfrischender Duft für Duschgels und Körperöle. Parfümieröl.

Pfefferminze

Reich an ätherischem Öl, das viel Menthol enthält. Das Menthol wirkt sehr erfrischend, desodorierend und desinfizierend. In der Naturkosmetik wird Minze gerne für fette, unreine Haut sowie für Haarpflegeprodukte gegen Schuppen verwendet. Wenn Sie in homöopathischer Behandlung sind, sollten Sie pfefferminzhaltige Produkte meiden. Sie verzögern die Wirkung der Medikamente.

Rhabarber

Pflegende Pflanzenhaarfarbe, die Vitamine, Stärke und Gerbstoffe enthält. Gibt blondem Haar einen schönen Goldton.

Ringelblume

Dank ihrem Gehalt an ätherischem Öl, Pflanzenschleim, Saponinen und Eiweissstoffen wirkt die Ringelblume entzündungshemmend, durchblutungsfördernd, adstringierend und wundheilungsfördernd.

Rizinusöl

Das Öl wird aus den Samen einer tropischen Wolfsmilchpflanze gewonnen. In der Naturkosmetik wird es für Lippenpomaden, Lippenstifte und Wimpernpflegemittel gebraucht.

Rosenwasser

Nebenprodukt der Rosenblütendestillation. Heutzutage ist reines Rosenwasser kaum erhältlich. Das in Apotheken und Drogerien angebotene Rosenwasser besteht meistens aus konserviertem destilliertem Wasser und synthetischem Rosenöl. Echtes Rosenwasser kann unverdünnt als herrliches Gesichtswasser für normale, trokkene Haut und Mischhaut verwendet werden. Es wird anstelle von Wasser gerne in Cremes eingearbeitet.

Rosenholz
Lorbeergewächs, wird vor allem in Brasilien masslos abgeholzt. Herb-blumiger Duft zur Parfümierung vieler kosmetischer Produkte. Regeneriert müde, empfindliche und energielose Haut. Kann durch Linaloeholz ersetzt werden.

Rosmarin
Diese Mittelmeerpflanze ist reich an ätherischem Öl und hat eine durchblutungsfördernde und stimulierende Wirkung; wird gerne für Bäder, Körperöle, Lotionen und Cremes für unreine und fettige Haut verwendet.

Salbei
Diese balsamisch duftende Pflanze ist reich an ätherischem Öl und Gerbstoffen. Sie wird wegen ihrer entzündungshemmenden, adstringierenden und schweisshemmenden Wirkung für fette, unreine Haut, für die Fusspflege und als Deodorant verwendet.

Schafgarbe
Enthält ätherische Öle, Bitter- und Gerbstoffe, Azulen. Schafgarbe kann für Kompressen und Bäder mit entzündungshemmender, durchblutungsfördernder Wirkung eingesetzt werden.

Sesamöl
Aus den Samen eines Strauches, der in Indien und China vorkommt, durch Kaltpressung gewonnen. Sesamöl hat einen natürlichen Lichtschutzfilter und wird in Sonnenölen, Pflegeölen und Cremes eingesetzt. Es ist nicht sehr stabil gegen Ranzigwerden.

Sheabutter
Wird aus der Nuss des Sheanussbaumes gewonnen, der wild in Zentralafrika vorkommt. Sheabutter ist ein sehr mildes Fett, das durch den Gehalt an Allantoin, Vitamin E und verschiedenen Karotinen (Provitamin A) sehr pflegend auf die Haut wirkt.

Silberseife, Schmierseife
Aus tierischen Fetten (Schweineschmalz und Rindertalg) durch Verkochen mit Kalilauge gewonnen. Die braun-gelbe Schmierseife wird aus Pflanzenölen (z. B. Kokosöl) hergestellt. Schmierseife zum Haarewaschen ist nur mit sehr weichem Wasser verwendbar.

Sojaöl
Aus den Früchten der Sojabohne, einer ostasiatischen Kulturpflanze, die aber auch in Mitteleuropa angebaut wird, gewonnen. Sojaöl ist reich an Lecithin und eignet sich gut für die Herstellung von Cremes und Badeölen.

Sonnenblumenöl
Öl der Sonnenblumenkerne; lecithin- und vitaminhaltig. Gut geeignet für Reinigungscremes und Badeöle. Nicht besonders stabil gegen Ranzigwerden.

Stiefmütterchen (Acker-)
Saponinhaltige Heilpflanze, die heilende Wirkung bei verschiedenen Hautproblemen wie Akne, Ekzemen (Milchschorf) hat. Wird für Salben und Kompressen verwendet.

Talkum
Wird aus einem natürlichen Mineral (Speckstein genannt) hergestellt. Das feine, weisse, leicht fettige Pulver wird gerne für Körper- und Babypuder und auch für Lidschatten verwendet.

Tegomuls
Hautfreundlicher Emulgator (Monoglycerid) der «sanften Kosmetik», der synthetisch aus Stearinsäure (im Rindertalg enthalten) gewonnen wird. Eignet sich für O/W-Emulsionen.

Tenside
Waschaktive Substanzen, die die Oberflächenspannung des Wassers herabsetzen und Schmutz lösen können. Sie werden aus natürlichen Fetten oder Erdölnebenprodukten hergestellt. Dazu gehören: Seifen, Syndets (synthetische Tenside), Betain.

Thymian
Südeuropäische Heilpflanze, die vor allem als Gewürz bekannt ist, mit antibakterieller und durchblutungsfördernder Wirkung. Das im ätherischen Öl enthaltene Thymol kann bei Überdosierung toxisch wirken. Pflanzenauszüge und vor allem das ätherische Öl vorsichtig einsetzen.

Traubenkernöl

Dünnflüssiges, leichtes Pflanzenöl, das aus Traubenkernen kaltgepresst wird. Das hautfreundliche Öl findet Verwendung in Körper- und Massageölen sowie Cremes für eher fettende Haut und Mischhaut.

Tween 80

Synthetischer Emulgator, aus Zucker gewonnen. Viele Naturkosmetikbücher preisen Tween 80 als hautfreundlichen Emulgator an. Es wurde aber festgestellt, dass er oft mit dem krebsverdächtigen Dioxan belastet ist. Lässt sich gut durch Lecithin BE ersetzen.

Vaseline

Erdölprodukt, das von der Haut nicht aufgenommen werden kann. Es dichtet die Haut ab und behindert die Hautatmung. Als Rohstoff empfehlen wir Vaseline nicht, höchstens zum Abdichten der Haut, z. B. bei Gartenarbeiten (noch besser: Gummihandschuhe tragen!).

Veilchenwurzelpulver

Getrocknete Wurzeln der Schwertlilie (Rhizoma iridis), die stark nach Veilchen riechen. Wir verwenden das Pulver in Körperpudern, Trockenshampoo und als Fixativ für Duftsachets oder Potpourris.

Walnussschalen

Natürliche Haartönungsfarbe aus den Schalen der Walnuss. Die pulverisierten Schalen ergeben warme Brauntöne für braunes und dunkelblondes Haar.

Walrat

Wachs, das aus der Schädelhöhle des Pottwales gewonnen wurde. Die jahrhundertelange Verfolgung der Wale hat zu ihrer Ausrottung geführt, der Pottwal gehört zu den vom Aussterben bedrohten Tierarten. Walrat wird heutzutage durch Palmwachse und/oder Jojobaöl ersetzt.

Weizenkeimöl

Wertvolles Pflanzenöl, reich an ungesättigten Fettsäuren, Vitamin E, A, D und Lecithin. Das relativ fettige Pflanzenöl eignet sich vor allem zur Pflege der trockenen, spröden, empfindlichen Haut. Es ist nicht besonders stabil gegen Ranzigwerden.

Weizenkleie

Äussere Schale des Weizenkorns. Weizenkleie wird gerne für Peelings, Masken und Bäder für empfindliche Haut verwendet.

Wollwachs

siehe Lanolin anhydrid

Wollwachsalkohole

Bestandteil des Wollwachses mit wasserbindenden Fähigkeiten.

Xanthan

Pflanzlicher Gelbildner, durch einen Gärprozess aus Zucker gewonnen. Natürlicher, hautfreundlicher Stoff, der schon lange in der Lebensmittelbranche verwendet wird.

Ylang-Ylang

Anemonengewächs aus La Réunion; orientalisch duftende Essenz für Körperöle, -milchen und Parfüms.

Zinnkraut (Katzenschwanz oder Schachtelhalm)

Kieselsäure-Pflanze, die auch Saponine und Mineralstoffe enthält. Wirkt durchblutungsfördernd, adstringierend und leicht entzündungshemmend. Wird verwendet für Haarpflegeprodukte, Bäder und Kompressen.

Zitronen

Frisch gepresster Zitronensaft ist ein altes Hausmittel und in der Naturkosmetik vielseitig einsetzbar: für Gesichtswasser, in Reinigungspräparaten, als neutralisierende Haarspülung, für die Nagelpflege; kann auch den pH-Wert in Shampoos und Duschbädern regulieren.

Zitronenöl

Durch Kaltpressung aus den Schalen der Zitronen gewonnen. Zitronenöl hat eine keimtötende Wirkung. Herrlich erfrischend in Massageölen, Duschgels und Parfüms. Für Gesichtspflegeprodukte sollte Zitronenöl nicht verwendet werden; in Zusammenwirkung mit Sonnenlicht kann es zu Pigmentflecken führen.

Bezugsquellen

Ätherische Öle, biologische Pflanzenöle und Kräuter:
Farfalla Duftladen, Seefeldstr. 18, CH-8008 Zürich, Tel. 01/261 77 01 sowie weitere Filialen.
Primavera, D-87477 Sulzberg, Tel. 0 83 76/7 04
Naturgarten, Grünangergasse 14, A-2700 Wiener-Neustadt

Kosmetik-Rohstoffe:
Beat Lehner, Kirchstr. 15, CH-3097 Liebefeld, Tel. 031/971 46 12
Cosmega AG, Oberdorfstr. 15, CH-8024 Zürich, Tel. 01/261 20 10 (Laden und Versand)
Colimex GmbH, Schildergasse 94, D-50667 Köln, Tel. 0221/258 08 62

Kosmetik-Rohstoffe, ätherische Öle, Frischkosmetikprodukte:
Pia Hess Heer, Falkenriedweg 5, CH-3032 Hinterkappelen,
Tel. 031/901 22 21

Die meisten Rohstoffe und Zutaten sind auch in Drogerien und Apotheken erhältlich.

Für Auskünfte und Kurse wenden Sie sich direkt an die Autorinnen:
Rosmarie Krauchthaler, Cäcilienstr. 40, CH-3007 Bern, Tel. 031/372 84 63
Pia Hess Heer, Falkenriedweg 5, CH-3032 Hinterkappelen,
Tel. 031/901 22 21

Literaturverzeichnis

Fischer-Rizzi Susanne, Himmlische Düfte, Hugendubel Verlag, München
Francia Luisa, Mond Tanz Magie, Verlag Frauenoffensive, München
Gauch Claire, Die Macht der Zärtlichkeit, AT Verlag, Aarau
Haas E. Nina, Naturkosmetik, Falken Verlag, Niedernhausen/Ts.
Hagmann Irène, Schön gesund und munter, Menthor Verlag, Ebnat-Kappel/ Zürich
Henglein Martin, Die heilende Kraft der Wohlgerüche und Essenzen, Bastei Verlag, Bergisch-Glattbach
Kohnstamm Rita, Praktische Kinderpsychologie, Verlag Hans Huber, Bern
Kreuter Marie Louise, Rezepte aus dem Blumengarten, Ariston Verlag, Genf
Salgado Sebastiao, Die Welt des Parfums, in: du, Oktober 1991
Strassmann René: Duftheilkunde, AT Verlag, Aarau
Wundram Dieter, Kosmetik, Rowohlt Verlag, Hamburg

Bildnachweis

Die Abbildungen Seite 9 und 92 stammen aus Nina E. Haas: Naturkosmetik, Falken Verlag, Niedernhausen/Ts. 1990/91.

Verzeichnis der Rezepte

Vcm 3   ✓